科 普 中
CHINA SCIENCE COMMUNIC

U0502864

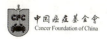中国癌症基金会
Cancer Foundation of China

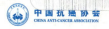中国抗癌协会
CHINA ANTI-CANCER ASSOCIATION

丛书主编　支修益　田艳涛　付凤环　秦德继

全面说 泌尿系统肿瘤

邢念增　宋　刚　主编

中国科学技术出版社

·北 京·

图书在版编目（CIP）数据

全面说泌尿系统肿瘤 / 邢念增，宋刚主编. -- 北京：中国科学技术出版社，2025.5. -- (科普中国·肿瘤防控科普丛书 / 支修益等主编). -- ISBN 978-7-5236-1165-4

Ⅰ. R737.1

中国国家版本馆 CIP 数据核字第 2024XF1979 号

策划编辑	宗俊琳　张　龙	
责任编辑	王久红	
文字编辑	张　龙	
装帧设计	佳木水轩	
责任印制	徐　飞	

出　　版	中国科学技术出版社
发　　行	中国科学技术出版社有限公司
地　　址	北京市海淀区中关村南大街 16 号
邮　　编	100081
发行电话	010-62173865
传　　真	010-62179148
网　　址	http://www.cspbooks.com.cn

开　　本	880mm×1230mm　1/32
字　　数	121 千字
印　　张	7
版　　次	2025 年 5 月第 1 版
印　　次	2025 年 5 月第 1 次印刷
印　　刷	北京盛通印刷股份有限公司
书　　号	ISBN 978-7-5236-1165-4/R·3384
定　　价	48.00 元

科普中国·肿瘤防控科普丛书编委会

本书编委会

主 编　　邢念增　宋　刚

编 者　（以姓氏汉语拼音为序）

陈　东　　陈　羲　　董袭莹　　杜艳华　　关有彦

管考鹏　　韩苏军　　郝文哲　　贾博林　　李亚健

刘　飞　　卢宁宁　　鲁　力　　石泓哲　　司占南

瓦斯里江·瓦哈甫　　　　　　　王　栋　　王明帅

王一凡　　温　力　　杨飞亚　　杨悦婷　　叶雄俊

于晓敏　　张世豪　　张　勇

内容提要

　　本书为"科普中国·肿瘤防控科普丛书"之一，是一部有关泌尿系统肿瘤治疗新进展的科普读物，由泌尿外科、肿瘤内科、放疗科、影像科、病理科、中医科、心理学、康复医学等领域专家联合编写。书中所述涵盖了泌尿系统肿瘤的预防、筛查、诊断、治疗、康复五大方面，可帮助读者全面了解泌尿系统肿瘤。本书内容详细、阐释简明，知识性与趣味性兼备，既可为普通读者提供丰富的泌尿系统肿瘤相关科普知识，又可作为社区或基层医务工作者的泌尿系统肿瘤诊疗参考资料。

　　癌症是人类面临的重大公共卫生问题，是我国城乡居民的主要死亡原因。2022 年，我国有超过 482 万新发恶性肿瘤病例，约 257 万人死于恶性肿瘤。随着人口老龄化和工业化、城镇化进程的不断加快，加之慢性感染、不健康生活方式的广泛流行和环境污染、职业暴露等因素的逐渐累积，未来我国癌症防控形势依然严峻而复杂。

　　癌症的发生和发展是一个多因素、多阶段、复杂渐进的过程。随着现代医学的进步和科技的创新发展，恶性肿瘤已基本实现可防可治，世界卫生组织研究认为，大约 40% 的恶性肿瘤可以通过控制癌症危险因素、改变生活方式等避免。因此，广泛而有效地开展癌症科普宣传，使社会大众了解和掌握恶性肿瘤防治的核心知识，并在日常生活中主动采取有效的预防措施，比如控烟限酒、均衡饮食、进行适宜的体力活动、控制体重、接种疫苗、预防性治疗、早期筛查、控制致癌物质的暴露等，对于降低我国恶性肿瘤的发病率和死亡率具有非常重要的意义。

近年来，我国高度重视癌症防治的科普宣传工作，《"健康中国 2030"规划纲要》和《健康中国行动——癌症防治行动实施方案（2023—2030 年）》指出，要普及防癌健康科普知识，提高全民防癌抗癌意识，并制订了到 2030 年癌症防治核心知识知晓率达到 80% 以上的目标。为贯彻实施国家癌症防治行动，提升全民防癌抗癌意识，中国癌症基金会携手中国抗癌协会，启动"科普中国·肿瘤防控科普丛书"项目，组织全国癌症防治领域权威专家，倾力打造"科普中国·肿瘤防控科普丛书"。

"科普中国·肿瘤防控科普丛书"汇聚了国内多家医院的编写团队，凝聚了众多专家学者的心血和智慧，由中国科学技术出版社出版发行，具有很高的科学性、权威性和指导性。丛书主要集中于我国高发病率和高死亡率的癌种，聚焦肿瘤防控重点、社会关注热点、民众普及要点，以社会医疗问题和患者健康问题为导向，通过生动的案例、精美的插图和简洁的文字，向社会大众传递肿瘤防治核心知识，倡导每个人做自己健康的第一责任人，践行健康生活方式，积极防癌抗癌。

期望"科普中国·肿瘤防控科普丛书"能够成为健康中国建设的品牌科普作品，成为点亮癌症患者健康之路的明灯，照亮每一位读者的心灵，激起全民防癌抗癌的磅礴力量。

在此，感谢所有参与编写的专家及出版发行机构为丛书出版所做的努力！中国癌症基金会秉承科学、共济、仁爱、奉献的精神，致力于预防控制癌症，愿与大家一起，为建设一个没有癌症的世界而不懈奋斗！

中国癌症基金会理事长

肿瘤一直是危害人类健康的重大疾病，21世纪以来，我国肿瘤的发病率和致死率逐渐上升。随着医学及其技术的进步，肿瘤已逐步成为"可防可治"的疾病。

当前，恶性肿瘤的发病率持续上升，普通民众的疾病知识与健康意识仍普遍不足，因此民众对肿瘤科普知识的需求越来越迫切。面对肿瘤，民众大多存有畏惧心理，主要根源在于普通大众缺乏肿瘤防治科普知识，往往抱有侥幸心理，祈祷疾病不要降临己身；又出于恐惧对医院望而却步，错过了最佳的治疗时机。

国内外相关研究显示，30%的肿瘤能通过健康科普宣传、改变或改善不良生活方式获得有效防控。健康科普宣传对预防肿瘤发生、降低发病率和死亡率、提高病患生存质量具有重要作用。因此，肿瘤防治科普工作刻不容缓。

肿瘤防治，科普先行。科学严谨、紧跟前沿、知识准确、通俗易懂是民众对健康科普的基本要求。

作为我国肿瘤学领域历史最悠久、规模最大、水平最高、影响力最强的国家一级协会，中国抗癌协会一直以来非常重视癌症防治科普宣传，早在 2018 年就成立了我国肿瘤科普领域第一支专业团队——中国抗癌协会肿瘤防治科普专业委员会。通过组建肿瘤科普专家团队、发展肿瘤科普教育基地、打造肿瘤核心科普知识库、开展多种科普主题活动、制订肿瘤科普指南、助力青年医师科普能力培训等方式，持续、系统地输出科学准确的肿瘤防治科普内容，为健康中国贡献肿瘤医学界的集体力量。

2022—2023 年，中国抗癌协会组织 131 000 余位权威专家，集体编写完成了我国首部《中国肿瘤整合诊治指南（CACA）》（以下简称《CACA 指南》），共计 800 余万字，覆盖 53 个常见瘤种（瘤种篇）和 60 项诊疗技术（技术篇），共计 113 个指南，横纵维度交叉，秉承"防筛诊治康，评扶控护生"十字方针，聚焦我国人群的流行病学特征、遗传背景、原创研究成果及诊疗防控特色，纳入中国研究，注重中国特点，兼顾医疗可及性，体现整合医学思维，是兼具中国本土特点和国际视野、适合中国人群的肿瘤指南体系。

健康科普类图书作为我国传播健康知识的有效途径之一，承担着普及健康知识、改善健康观念和保持健康行为的重要责任。此次由中国科协科普部指导、中国癌症基金会和中国抗癌协会组织编写、中国科学技术出版社出版的"科普中国·肿瘤防控科普丛书"以"肿瘤防治，赢在整合"的整合医学思想为指导，以《CACA指南》为依据，聚焦重点、关注热点、普及要点，以"防筛诊治康"为核心理念，以"评扶控护生"诊疗新技术、治疗新进展为主线，以社会医疗问题和患者健康问题为导向，制止流言、揭穿谎言、粉碎谣言，将民众对肿瘤防治知识的渴望和基层临床医生对肿瘤诊疗新技术、新药物、新规范的需求推进落地。

丛书的各分册由相关领域学科带头人牵头，凝聚了大量临床一线知名专家的智慧和心血。丛书内容优质、特色突出、吸引力强；语言简洁明了、生动有趣；编写结构新颖、形式活泼，带给读者轻松阅读的良好体验，且不失领域内的学科深度；有根有据，理论联系实际，使读者一看就明白，并能与自身情况相联系，推进自我健康管理与常见肿瘤防治，让民众理性识瘤、辨瘤，不盲目恐慌，充分激发科普宣传的主动性和创造性，真正造福广大民众。

在此，感谢所有参与编写的专家、出版发行机构为增强民众防治肿瘤的信心所做的努力、给予肿瘤防治研究与科普宣教的支持、为国家健康事业做出的贡献！

中国抗癌协会理事长

丛书前言

　　健康是促进人类全面发展的必然要求，是经济社会发展的基础条件，是民族昌盛和国家富强的重要标志，也是广大人民群众的共同追求。习近平总书记在党的二十大报告中强调指出，要"推进健康中国建设"，"把保障人民健康放在优先发展的战略位置，完善人民健康促进政策"。健康既是一种权利，更是一种责任。维护自身健康是个人的首要责任，需强化自己是健康"第一责任人"观念。

　　为践行《"健康中国 2030"规划纲要》，2022 年 5 月 31 日，国家卫生健康委网站刊载了由中宣部、中央网信办、广电总局等 9 部委联合发布的《关于建立健全全媒体健康科普知识发布和传播机制的指导意见》（以下简称《意见》）。

　　《意见》的总体要求包括以保护人民生命安全、增强人民身体健康为出发点，以公众健康需求为导向，增加权威健康科普知识供给，扩大健康科普知识的传播覆盖面，为人民群众准确查询和获取健康科普知识提供便利，提升健康意识与素养。同时，提升健康信息的质量，发挥健康科普专家的作用，遏制虚假健康信息，净化健康科普知识传播环境。

根据《意见》，卫生健康行政管理部门应当加大健康科普知识供给力度，支持并鼓励医疗卫生行业与相关从业人员创作和发布更多、更优质的健康科普作品。

肿瘤科普，刻不容缓。

基于此，在中国科学技术协会科普部的指导下，中国癌症基金会与中国抗癌协会携手合作，牵头组织国内肿瘤防治领域权威专家，共同编写了"科普中国·肿瘤防控科普丛书"。

丛书聚焦我国常见的恶性肿瘤，邀请我国肿瘤防治领域学科带头人担任各分册主编和副主编，主要集中于我国高发病率和高致死率前十位的癌种，每个癌种独立成册。

丛书聚焦重点，关注热点，普及要点，以《中国肿瘤整合诊治指南（CACA）》的"防筛诊治康，评扶控护生"为主线，以社会医疗问题和患者健康问题为导向，以癌症领域的药物新研发、诊疗新技术、治疗新进展为主线，真正反映当前癌症各专业领域诊疗科普知识的"最新版"，本着

"及时制止流言、科学揭穿谎言、彻底粉碎谣言"的初衷，将民众对癌症防治知识和康复知识的渴望和基层临床医生对于癌症诊疗新技术、新药物、新规范的需求推进落地。

再次感谢各分册主编和编写人员的倾心投入和大力支持，感谢中国科学技术出版社的鼎力相助。相信此套丛书的出版将大力助推传播防癌、抗癌新知识，帮助患者树立战胜癌症的信心，普及科学合理的规范化治疗方法，希望能够对民众，尤其是肿瘤患者及其家属有所帮助，真正做到坦然说癌，科学规范治癌。

当前肿瘤防治的新知识不断涌现，限于篇幅，丛书中可能存在一些疏漏或不足之处，敬请广大专家、同行不吝给予指正。

目 录 ....

第1章

关注泌尿系统肿瘤：高危因素

第2章

早发现泌尿系统肿瘤：诊断方法

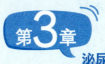

第3章 泌尿系统肿瘤外科治疗

第4章 泌尿系统肿瘤内科治疗

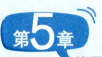

第5章

泌尿系统肿瘤放射治疗

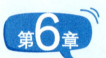

第6章

泌尿系统肿瘤护理和随访

关注泌尿系统肿瘤：

高危因素

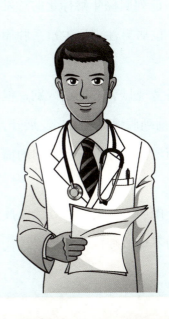

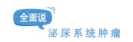

一、前列腺癌高危因素

前列腺癌是男性泌尿生殖系统中最常见的恶性肿瘤，按世界卫生组织 2020 年 GLOBOCAN 统计，在世界范围内，其发病率在男性所有恶性肿瘤中排第二，仅次于肺癌。我国是前列腺癌发病率及死亡率较低的国家之一，但近些年增长趋势也较显著，根据国家癌症中心肿瘤登记办公室 2022 年公布的最新数据，全国 487 个肿瘤登记处统计的 2016 年我国癌症发病结果显示，前列腺癌年龄标化的总发病率已超过肾肿瘤和膀胱肿瘤，位居男性泌尿生殖系肿瘤第一位。

此外，我国前列腺癌发病还呈现显著的地域区别，但随着农村地区的医疗水平提高及前列腺癌筛查的广泛展开，农村地区的前列腺癌增长率逐渐增高，导致城乡之间的前列腺癌发病率逐渐缩小。

前列腺癌的病因学尚未完全阐明，年龄、种族、家族史和基因突变是前列腺癌公认的不可改变的危险因素，代谢综合征、肥胖和吸烟已被确定为可能改变的危险因素。

◎ 年龄

年龄是前列腺癌公认的危险因素，50 岁以上随着年龄的增长，前列腺癌发病率呈指数增加。我国国家癌症中心肿瘤登记办公室收集的全国 72 个登记处最新数据显示，年龄 <44 岁患前列腺癌的可能性为 0.01%，45—59 岁增至 0.34%，60—74 岁增至 2.42%，>75 岁则高达 3.24%。美国最近的癌症数据统计表明，60—69 岁男性患前列腺癌的概率为 1.8%，70 岁以上患者则增加到 9.0%，且终身患前列腺癌的概率为 12.5%。

◎ 家族史

前列腺癌家族史已被确定是前列腺癌发病的危险因素，并且可能还增加致命性前列腺癌的发生风险。前列腺癌的风险受到患病亲属的数量、亲密程度（1 级或 2 级亲属）、诊断时的年龄、因前列腺癌死亡时的年龄及其他癌症（如乳腺癌、卵巢癌）等影响。前列腺癌患者的兄弟及儿子确诊前列腺癌的概率增加了 1.5 倍。并且有证据表明前列腺癌

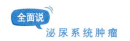

家族史增加了前列腺癌致死性的风险。

◎ 基因突变

研究表明，前列腺癌比其他常见癌症更具有遗传性，前列腺癌的遗传易感性可由罕见的高外显性突变（如 *BRAC1/2*）、低风险的遗传变异或这两种共同作用引起。国内 4 家医学中心对国人前列腺癌遗传突变特征进行分析，发现我国 8.49% 的前列腺癌患者（1160 例）携带有致病基因突变。在多个前列腺癌相关染色体区域中，同源框基因 *HOXB13* 发生 G84E 胚系突变是前列腺癌确定的遗传因素。*HOXB13* 基因的检测并无明确的治疗指导作用，但对直系家属具有肿瘤风险评估价值。DNA 损伤修复基因（*BRCA1/2*、*ATM*、*CHEK2* 和 *PALB2*）和错配修复基因（*MLH1*、*MSH2*、*MSH6* 和 *PMS2*）的胚系突变是前列腺癌发生的主要遗传基因，如 *BRCA1* 和 *BRCA2* 基因突变可增加约 3.8 倍和 8.6 倍前列腺患病风险，因此，对于具有明确相关家族史、已知家族成员携带致病基因突变、高危或极高危，以及局部进展和转移性前列腺癌患者，推荐进行前列腺癌遗传相关基因的胚系变异检测。

低风险的遗传变异主要与单核苷酸多态性（SNP）有关。

通过前列腺癌全基因组关联分析，发现 77 位点 SNP 与前列腺癌相关。针对我国人群前列腺癌患者进行的全基因组关联研究发现 9q31.2（rs817826）和 19q13.4（rs103294）两个单核苷酸多态性与国人前列腺癌患病密切相关，这与欧美人群前列腺癌遗传易感性明显不同，这两个单核苷酸多态性有望在未来应用于国人前列腺癌风险预测。

◎ 身高

身高增长与高危前列腺癌发生率增加可能相关，一项英国的研究对 PRACTICAL 联盟的数据，其中包括了 6207 例前列腺癌患者及 6016 例对照者，结果显示在高危前列腺癌患者中，与身高<173cm 的受试者相比，身高>180cm 的受试者风险增加 22%。在低危患者中没有发现身高与前列腺癌的发生的关联，这种关联的潜在机制可能与青春期胰岛素样生长因子水平有关。

◎ 体力活动及睡眠

多项研究结果显示久坐行为并未导致前列腺癌发病率增加，但是高体力活动与低体力活动的患者相比，因前列

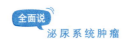

腺癌导致的特异死亡率降低，无癌生存期增长。这可能是因为运动降低了体脂，改善了胰岛素敏感性及胰岛素样生长因子 –1（IGF-1）来降低前列腺癌风险。

睡眠时间对前列腺癌的总体风险没有影响，但是也有研究认为睡眠质量与侵袭性前列腺癌的发生存在关联。

◎ 饮食

素食者患前列腺癌的风险低于肉食者，在干预性研究中，植物性饮食对男性前列腺癌患者的短期肿瘤学显示出积极的结果。饮食模式在前列腺癌发生中也是一个重要的问题，一项在澳大利亚的基于人群的病例对照表明西方饮食可能会增加患前列腺癌的风险，尤其是侵袭性前列腺癌。被诊断此类侵袭性前列腺癌的患者如果坚持谨慎的饮食方式（食用新鲜蔬菜、水果、鱼类、豆类和全谷物食品），总死亡率和前列腺癌相关死亡率就会降低。维生素和矿物质补充剂的摄入可能影响前列腺癌的发病风险，但相关结论并不一致。反式脂肪酸的摄入与前列腺癌的发生风险呈正相关。

一项关于饮食与前列腺癌关系的病例对照研究发现，总脂肪摄入量和饱和脂肪摄入量增加与前列腺癌进展密切相关。促炎饮食的摄入增加也会增加前列腺癌发生的风险，这可能是因为较高的炎症饮食会引起细胞因子浓度的升高，细胞因子被认为是整个癌症从起始、侵袭到转移的重要调节因子。因此，在前列腺癌中，炎症饮食评分越高（即富含饱和脂肪酸、脂肪，以及高血糖负荷碳水化合物和红肉），全身炎症、胰岛素抵抗及氧化应激越多，所有这些都有可能导致良性前列腺增生、前列腺炎，甚至可能导致前列腺癌。

◎ 超重与肥胖

关于超重，一项研究结果表明，与正常体重相比，前列腺癌风险增加了 14%，从地理位置上看，亚洲前列腺癌发病率与体重指数（BMI）之间的关联度高于欧洲和北美。然而，也有研究结果显示肥胖与总的前列腺癌发病率无关联，但可能与侵袭性前列腺癌的发生有关。

◎ 传染性病原体

多项研究表明人乳头状瘤病毒（HPV）与前列腺癌总体呈正相关。感染 HPV-16 的男性患前列腺癌的风险最高。

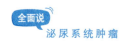
淋病奈瑟菌、单纯性疱疹1型和2型，EB病毒、支原体和前列腺癌之间可能存在关联，但结果相互矛盾。

◎ 婚姻状况

Salmon 等对 PRACTIAL 联盟的 12 项病例对照研究进行分析，研究人群包括 14 760 例前列腺癌患者及 12 019 例对照者，结果显示与已婚男性相比，单身男性患高危前列腺癌的风险增加。与已婚或有性伴侣的男性相比，丧偶男性患前列腺癌的风险更高，并在诊断的时候多患有晚期疾病。也有其他研究结果显示前列腺癌与婚姻状况没有关联。婚姻状况对前列腺癌的影响结果相互矛盾可能是数据异质性导致的。因此，我们期待更高质量的研究。

◎ 吸烟

吸烟是一项众所周知的致癌行为，大多数流行病学研究发现吸烟与总体前列腺癌之间关联较弱。最新的 5 项 Meta 分析显示，与不吸烟患者相比，当前正在吸烟者死于前列腺癌的风险增加 42%。从当前研究结果不难发现，尽管吸烟是否会导致前列腺癌的发生存在争议性，但越来越多的证据显示吸烟会导致前列腺癌患者的预后更差，因此对于前列腺癌患者，尽早戒烟或许可以在一定程度上改善预后。

◎ 脱发

有 4 项 Meta 分析评估了男性脱发和前列腺癌之间的关系，这些研究均未发现这两者存在关联，但是亚组分析的结果显示头顶型脱发与前列腺癌风险增加存在关联。

前列腺癌起病隐匿，发展较慢，随着前列腺癌发病率的增加，越来越多的研究开始聚焦于前列腺癌的相关危险因素。本文对前列腺癌的危险因素现有流行病学数据进行初步总结，以期为前列腺癌筛查的风险人群及一级预防提供参考。

（贾博林　编　　王　栋　郝文哲　宋　刚　邢念增　审）

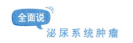
二、尿路上皮癌高危因素

尿路上皮癌可以发生在尿路的各个部位，如肾盏、肾盂、输尿管、膀胱和尿道。尿路上皮癌的发生是由于膀胱内的细胞发生 DNA 突变而开始的。随着时间的推移，这些异常的细胞会脱离原有组织的束缚，突破器官之间起到分界作用的包膜，或者沿着血管、淋巴管到达远处器官进行种植和增殖，实现体内的局部 / 远处转移。尿路上皮癌分为两大类，即上尿路上皮癌（UTUC）和膀胱癌。上尿路上皮癌是指尿路上皮细胞自肾盏、肾盂、输尿管到输尿管口任何位置发生的恶变。与膀胱癌相比，上尿路上皮癌是一种相对不常见的泌尿生殖恶性肿瘤类型，仅占尿路上皮癌的5%。由于上尿路、膀胱和尿道的上皮组织相延续，共同构成了尿液的通道，因此发生在上述位置的尿路上皮肿瘤具有类似的危险因素。因此，在接下来的章节中，我们将以膀胱癌为例，讨论其危险因素，提醒大家远离这些有害物质，可以降低罹患尿路上皮癌的概率。

◎ 可变的外在危险因素

　　吸烟和长期接触工业化学产品是目前最为确定的导致膀胱癌的外在危险因素。考虑到大多数病例都与已知的可变的外在危险因素有关，我们完全有可能通过公共卫生预防措施来降低膀胱癌的发病率，希望读者阅读过此章节后能更清晰地识别这些危险因素，并做到提前预防。

① 烟草对健康的危害

　　烟草是导致膀胱癌的主要已知致病危险因素，30%～40%的尿路上皮癌病例和 2/3 的膀胱癌病例均与吸烟有关。作为进一步的佐证，全球膀胱癌发病率的地理分布和不同年龄段的发病率曲线与烟草的消费趋势平行。

　　膀胱癌的形成与烟草中的某些化学物质，如芳香胺类化合物 4- 氨基联苯、β- 萘胺有关。但目前吸烟如何影响膀胱癌的复发和进展尚不明确。

　　即便不主动吸烟，经常处在"二手烟"或"三手烟"的环境中也可能会增加体内致癌物质的含量，进而引发尿路上皮癌。如果每天接触"二手烟"超过 15 分钟，且这样的暴露持续 10 年以上，其健康危害等同于主动吸烟。在封闭环境中，烟草燃烧后的残留物质可能不会被及时清除，

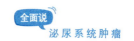

附着在物品和皮肤表面，形成所谓的"三手烟"。这些残留物会与空气中的某些物质发生反应生成新的致癌的亚硝酸类物质，直接接触这些物质会危害健康。

因此，应尽量避免吸烟或尽快戒烟。研究显示，戒烟可以显著降低患尿路上皮癌的风险。

❷ 特殊职业暴露对健康的危害

与皮肤和肺一样，膀胱是一个与外界环境"直接"接触的器官，因此很容易受到毒素和炎症的影响，接触某些化学物质可能会增加患膀胱癌的风险。特别是那些长期在工作中接触工业化学物质的人，他们的风险尤其高。据估计，5%～10% 的膀胱癌与职业活动相关。这些职业通常涉及纺织、染料、油漆生产等在制造橡胶、皮革和印刷行业工作的人也面临着很高的患病风险。其他职业，如画家、机械师、印刷工、美发师及卡车司机，也被认为是增加患病风险的工作。

因此，处理化学物品时要格外小心，尽可能遵循安全操作指示能降低暴露风险。此外，从事制造、运输、消防和美发行业的人员应采取预防措施，切记要参加定期的健康体检。如果尿液试纸 / 样本检测结果呈现尿潜血阳性，应尽快去咨询泌尿外科专科医生，进行更全面的检查。

❸ 特殊药物 / 治疗或可增加罹患尿路上皮癌的风险

膀胱癌有时也可能是药物毒副作用的意外后果。根据美国食品药品管理局（FDA）的数据，使用糖尿病药物吡格列酮可能会增加膀胱癌的患病风险。另外，含有马兜铃酸的膳食补充剂也与增加尿路上皮癌的患病风险有关。长期使用化疗药物环磷酰胺可能会导致膀胱受到刺激，并增加患膀胱癌的风险。因此，医生会建议那些服用环磷酰胺的患者多喝水，从而减少药物对膀胱的刺激。此外，接受过盆腔放疗的人，患膀胱癌的风险更高。

❹ 砷元素对健康的影响

砷是一种存在于水、土壤和空气中的金属元素。在亚洲的某些地区，人们因饮用含砷量较高的水而面临更高的膀胱癌风险。日常生活中接触到大量砷元素的概率取决于居住地的地理环境及饮水来源。因此，为了健康考虑，最好是选择饮用经过处理的瓶装水或符合砷含量安全标准的自来水。

❺ 饮食习惯与尿路上皮癌的关联

根据早期的回顾性研究，每天喝大量水的人患膀胱癌

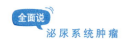

的概率似乎更低，但欧洲癌症与营养前瞻性调查（EPIC）发现摄入总液量与膀胱癌之间似乎并无关联。即便如此，人们普遍认为，多喝水总体上对健康有益无害的。

有研究指出，过度摄入高脂肪食物、高胆固醇食物、油煎食物、红肉、咖啡和人造甜味剂可能增加罹患膀胱癌的风险。但欧洲癌症与营养前瞻性调查研究中关于50多万例参与者的数据显示，摄入红肉与膀胱癌并无直接关系。目前还没有确凿的证据表明特定的饮食或食物能够降低膀胱癌风险。所以从单一尿路上皮癌预防的角度考虑，并没有特殊需要避免/采用的食物类别，但全面均衡的营养无疑更有益健康。

◎ 无法改变的危险因素

① 年龄

随着年龄增长，膀胱癌的风险也相应提高。虽然任何年龄都可发生，但10个膀胱癌患者中有9个都是55岁以上的人，平均确诊年龄为73岁。

② 性别

男性膀胱癌的发病率比女性要高得多。全球范围，男性膀胱癌发病率几乎是女性的 4 倍。有几种理论来解释这种性别差异。一方面，这很可能与男女吸烟的比例有关；另一方面，与膀胱癌有关的某些致癌物质在体内代谢过程涉及一类特殊的酶，其在男性和女性身体中的活性有所不同。此外，性激素合成和受体表达的差异也可能是造成膀胱癌性别差异的原因。

男性更有可能患尿路上皮癌，当男性出现血尿时，提示恶性肿瘤的概率更大，而女性出现血尿，则更可能是由于尿路感染。还要注意血尿是否有伴随症状，如尿频、尿急、尿痛等，伴有尿路刺激征的血尿往往提示良性病因。

③ 慢性膀胱刺激和感染

许多研究认为，持续或反复发作的细菌性尿路感染可能增加患膀胱癌的风险。此外，反复的淋病感染也和膀胱癌有关。一项前瞻性研究表明，有淋病病史的男性患膀胱癌的风险是常人的 2 倍，且其肿瘤具体分型更容易具有侵袭性，这可能与亚硝胺等致癌物质的生成有关。

需要注意的是，并非所有膀胱癌都起源于尿路上皮突变。其他非尿路上皮来源的膀胱恶性肿瘤相对少见，约占 10%。慢性炎性状态可以刺激尿路上皮化生为鳞状上皮，鳞状上皮可以发生恶变，形成鳞状细胞癌。裂体吸虫病

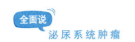

（主要在非洲和中东地区较为常见）也是膀胱癌的一个危险因素，尤其是与鳞状细胞癌相关。

④ 尿路上皮癌的个人病史

尿路上皮癌呈多灶性，可在尿路各部位发生［包括同步和（或）异期肿瘤］，并易于在初次治疗后复发。该疾病特征使得尿路上皮癌成为最棘手的癌症之一。关于其多灶性特点的原因，目前主要有两种理论：一种是单克隆性假说，即多灶性肿瘤是由一个基因发生异常的细胞在尿路上皮中播散［管腔内播散和（或）上皮内迁移］、种植造成的；另一种理论是场癌化效应，即尿路上皮内不同位置的肿瘤是独立发展的。尿路任何位置发生恶变都会增加在同一位置或其他位置尿路上皮恶变的风险。即便原发病变被完整切除后，这一点仍然成立。因此，对于尿路上皮癌患者来说，细致随访很有必要。

⑤ 遗传和家族史

如果直系亲属患有膀胱癌，那么此类疾病患病风险可能会增加2倍，尽管家族性膀胱癌非常罕见。增加的患病风险可能因为家庭成员暴露于相同的致癌物质（如烟草烟雾），或者因共享一些基因突变，降低分解某些毒素（如芳香胺）的能力，从而增加罹患膀胱癌的概率。

　　还有一些特定的遗传综合征会增加患膀胱癌的风险。例如，视网膜母细胞瘤的 *RB1* 基因突变，除了导致婴儿眼部癌症外，还会增加患膀胱癌的风险。Cowden 综合征由抑癌基因 *PTEN* 的突变引起，也会增加患膀胱癌的风险。

（董袭莹　编　　王　栋　郝文哲　宋　刚　邢念增　审）

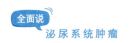

三、肾癌的高危因素

肾癌已知的相关危险因素包括吸烟、肥胖和高血压等。此外，有相关研究提示糖尿病、血脂异常、饮食方式、饮酒和运动也与肾癌的发生有一定关系。同时，在最近的研究中发现了一些具有潜在因果关系的新危险因素，包括污染物和环境暴露、慢性肾脏疾病等。另外，随着基因检测领域的不断发展，一些常染色体显性遗传性癌症综合征也使得罹患肾癌的风险有所增加。本篇主要是对上述肾癌相关的危险因素进行阐述。

◎ 吸烟

吸烟是肾癌的一个公认的危险因素。国际癌症研究机构（IARC）将吸烟列为肾癌发展的中等致癌风险因素。吸烟与肾癌风险之间存在剂量－反应关系，重度吸烟与肾癌风险增加有关。

吸烟诱发肾癌的确切机制尚未完全阐明。烟草烟雾中含有致癌物质的混合物，这些致癌物质（包括多环芳烃、芳香胺、杂环芳香胺和 N- 亚硝胺等），可能在其中发挥了重要作用。

吸烟与肾癌预后也有一定关系。有研究结果显示，吸烟＞20 年的晚期肾癌患者与不吸烟者或吸烟＜20 年的患者相比，死亡风险显著增加。研究者认为戒烟与晚期肾癌患者生存结果的改善有关。另外，被动吸烟也与肾癌死亡风险增加相关。

◎ 肥胖

2016 年国际癌症研究机构身体肥胖工作组的一项研究指出，有足够的证据支持肥胖与包括肾癌在内的 13 种癌症风险之间存在因果关系。研究者认为肥胖与肾癌风险呈线性关系，研究结果提示，体重指数每增加 1 个点，肾癌风险增加 4%。肥胖也是癌症特异性死亡率的一个可改变的危险因素，接受减肥手术的肥胖患者癌症相关死亡风险降低40%～50%。

研究者发现了一个有趣的现象，虽然被诊断为肾癌的风险会随着体重指数的增加而增加，但体重指数越高，肾

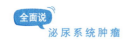

癌特异性生存率越高。这被称为"肥胖悖论"。换句话说，肥胖是肾癌发展的一个公认的危险因素，但对肾癌患者的生存有一定保护作用。然而，肥胖是许多其他健康状况的已知风险因素，保持健康的体重仍然是全面健康和疾病预防的建议。

◎ 高血压

目前，多项研究表明高血压与肾癌之间存在正相关关系，这提示高血压可是与肾癌发病率相关的危险因素之一。

在既往的多项研究中，研究者发现高血压与肾癌风险之间在统计学上有一定相关性。此外，与其他类型的癌症相比，这种相关性在肾癌中显示出更为显著的关联。

虽然不同的研究一致报道了高血压与肾癌之间的正相关关联，但关于抗高血压药物的作用存在相互矛盾的证据。在大多数研究中，降压药物与肾癌发病率之间没有关联。只有一些研究报道了抗高血压药物对肾癌发病率的影响，这些发现表明，通过降压药物有效控制血压可能会降低肾癌的风险，但还需要进一步的研究来证实这种关系。

◎ 糖尿病、血脂异常和代谢综合征

糖尿病是一种慢性疾病，它会影响身体使用和产生胰岛素的能力，导致血糖升高。血脂异常是指血液中胆固醇和甘油三酯等脂质含量异常。代谢综合征是一种会增加患心脏病、脑卒中和糖尿病风险的综合病症。此外，这三种情况密切相关，可能是许多病理状况的危险因素，其中就包括肾癌。

1 糖尿病

目前有许多研究都报道了糖尿病患者患肾癌的风险有所增加。同时，有研究者认为糖尿病与肾癌风险的关系在女性中比在男性中更为突出。

二甲双胍是一种通常用于治疗 2 型糖尿病的药物。除了糖尿病治疗，二甲双胍在降低各种癌症（包括肾癌）风险方面的潜在作用也得到了研究。在一项回顾性研究中，二甲双胍的使用与降低肾癌风险之间存在显著的关联（$P<0.05$）。

不同的研究报告了糖尿病与肾癌预后之间的关系，结果并不完全一致，结果的异质性可能归因于研究设计、患者群体和方法局限性的差异，需要进一步的研究来阐明。

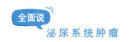
② 血脂异常

血脂异常通常定义为甘油三酯、胆固醇、低密度脂蛋白（LDL）或高密度脂蛋白（HDL）的异常状态，已被研究作为肾癌发病率和预后的危险因素。有研究指出，他汀类药物的使用与不同年龄和性别群体的肾癌风险降低显著相关（$P<0.05$）。但一项研究显示，长期使用他汀类药物的患者的肾癌风险并未显示出显著差异。血脂异常与肾癌预后之间关系的数据显示，肾癌治疗时的低胆固醇水平与肿瘤晚期和肿瘤预后受损相关。

③ 代谢综合征

关于肾癌发病率与代谢综合征（MS）或单一代谢综合征成分（腰围或体重指数、高血压、高甘油三酯血症、高血糖和高密度脂蛋白胆固醇降低）之间的关系，有研究结果表明，代谢综合征与肾癌风险增加之间存在一定关联。此外，据报道，当代谢综合征成分从 3 个增加到 5 个时，患肾癌的风险增加了 4 倍。另外，男性的肾癌风险与代谢综合征各组成部分之间的关系比女性更为突出。

◎ 活动和体育锻炼

在不同的研究中，由于缺乏对活动和体育锻炼的标准评估和统一定义，因此无法就体育活动的具体类型、强度、频率、持续时间对肾癌发病率和预后的影响得出一致的结论。此外，各研究的混杂校正不一致，导致结果相互矛盾。但总的来说，尽管证据不一且研究相互矛盾，但体力活动与肾癌发病率之间的负相关似乎是合理的。

虽然没有证据表明运动和患肾癌风险之间存在一定的因果关系，但相关研究确实表明，生活方式的改善与总体癌症发病率的降低有一定关系。

◎ 饮食方式

饮食方式与肾癌的关系尚无一致的定论。

在流行病学研究中，蔬菜、水果的摄入与肾癌发病率之间的关系产生了相互矛盾的结果。有一些前瞻性研究和病例对照研究没有发现蔬菜和水果的摄入量与肾癌发病率之间的关联。但相反的是，其他前瞻性队列研究的汇总数据分析表明，水果和蔬菜的食用与降低肾癌风险有关，水果和蔬菜中的类胡萝卜素也可能在一定程度上起到保护作

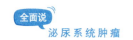

用。另外，有研究结果显示，大量食用红肉与肾癌风险之间存在统计学上显著的关联，人们罹患肾癌的风险会随着肉类摄入量的增多而增加。但目前，关于饮食可能影响肾癌风险的机制鲜有研究，有研究者认为摄入高温烹饪的肉类可能会通过与诱变烹饪化合物相关的机制进而影响肾癌的风险。

◎ 饮酒

世界卫生组织在 30 多年前就将酒精视为致癌物，但其与肾癌的关系一直存在矛盾。

有意思的是，与吸烟不同，一些研究发现，轻度至中度饮酒对肾癌的发展具有剂量 - 反应作用。研究者评估了饮酒与 23 种恶性肿瘤的癌症风险之间的关系，发现肾癌与饮酒之间存在统计学上显著的负相关。同时，由于大多数纳入的研究采用回顾性设计，饮酒对肾癌发病率的实际影响仍未确定。另外，酒精消耗量的实际客观测量是不准确的，这也可能会妨碍确定的结果。

◎ 污染物和环境暴露

在污染物和环境暴露因素中，一些重要的化学物质被证明与肾癌的发展有关，包括全氟化学品和马兜铃酸（AA）。历史上，马兜铃酸的暴露与巴尔干地区地方性肾病和上尿路癌有一定关联。

此外，新兴研究表明，一些工业制剂的暴露也会通过氧化应激和炎症对肾脏造成毒理学损害。2012 年，国际癌症研究机构就将三氯乙烯（TCE）和过氯乙烯（PCE）这两种氯化溶剂归为人类致癌物，并指出他们与非霍奇金淋巴瘤、多发性骨髓瘤和肾癌的发展密切相关。

◎ 慢性肾脏疾病

慢性肾脏疾病（CKD）与肾癌风险之间的关联也不容忽视。有研究指出，慢性肾脏疾病和终末期肾脏疾病（ESKD）使肾癌发展的风险增加了 2～3 倍。另外，肾移植受者（KTR）更容易罹患肾癌，在过去的 30 年里，由于癌症风险的增加和治疗的不良反应，肾移植受者的肾癌发病率和结局并没有得到改善。

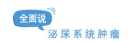
◎ 基因组学危险因素

目前，肾癌的基因检测领域也在不断发展。几种常染色体显性遗传性癌症综合征使患者罹患肾癌的风险有所增加，包括希佩尔－林道病、遗传性平滑肌瘤病肾癌（HLRCC）、遗传性乳头状肾癌（HPRCC）和伯特－霍格－迪贝综合征（BHD），以上几种疾病分别是由 *VHL*、*FH*、*MET* 和 *FLCN* 的种系突变引起。另外，*BAP1*、*SDHB*、*SDHC*、*SDHD*、*TSC1*、*TSC2* 和 *MITF* 发生种系突变的患者发生肾癌的风险也更高。

1 希佩尔－林道病

希佩尔－林道病是一种常染色体显性遗传病。*VHL* 基因位于 3p25.3，编码 VHL 蛋白，VHL 蛋白是 VHL 复合物的重要组成部分，它通过泛素化作用靶向 HIF 蛋白的蛋白酶体降解。这导致 HIF-1 和 HIF-2 及其下游靶标（包括 VEGF、GLUT1、PDGFB 和 TGFA）的积累，这些因素反过来又容易导致肾癌的发生。

2 遗传性平滑肌瘤病肾癌

遗传性平滑肌瘤病肾癌是一种常染色体显性遗传病。

遗传性平滑肌瘤病肾癌是由染色体 1p42.1 上的 *FH* 基因突变引起的。约 15% 的患者患有肾癌，可能是单发的，也可能是多灶性的，但即使是较小的原发肿瘤也有很强的转移倾向。

③ 遗传性乳头状肾癌

遗传性乳头状肾癌是一种罕见的常染色体显性遗传病，患者有发展为双侧多灶型 1 型乳头状肾癌的风险。据估计，遗传性乳头状肾癌的发病率<1/150 万，尽管这种基因突变很罕见，但它的外显率接近 100%，患者在 50—60 岁可能会发展为肾肿瘤。

④ 伯特 - 霍格 - 迪贝综合征

伯特 - 霍格 - 迪贝综合征是一种罕见的遗传性疾病，由位于 17p11.2 的 *FLCN* 基因突变引起。据报道，29%～34% 的伯特 - 霍格 - 迪贝综合征患者在 50 岁时发生双侧、多灶性肾肿瘤。

这些癌症基因特征的最新进展使人们对让患者容易发生肾癌的种系和体系突变有了更好的了解，从而帮助改善这些高危患者的预后。相信随着分子检测中新型诊断方法的持续发展，研究者将对遗传性肾癌基因产物和突变后果

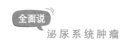
进行更深入的探索，从而实现以患者为中心的个性化监测和治疗方法。

　　肾癌的发病率和死亡率在不同地区、不同群体之间有一定差异，了解肾癌发展的相关危险因素是十分必要的，本篇主要是对肾癌相关的一些危险因素进行了详细总结，以期能通过预防和监测相关危险因素来降低肾癌发病率和死亡率。

（王一凡　编　　王　栋　郝文哲　宋　刚　邢念增　审）

四、阴茎癌和睾丸癌高危因素

◎ 阴茎癌高危因素

1 人乳头状瘤病毒感染

阴茎癌的确切病因尚不明确，但与其发病相关的一些危险因素已被确认如人乳头状瘤病毒感染。人乳头状瘤病毒在阴茎癌患者中的总阳性率为 42%，在基底细胞癌和疣亚型中的阳性率为 80%～100%。因此，在高危人群中推广人乳头状瘤病毒疫苗非常必要。分子因素在阴茎癌发生和预后中的作用引起了人们的兴趣，这些标志物中有许多与人乳头状瘤病毒感染密切相关（特别是高危变种）。这些进展不仅有助于预后评估，还可以为新疗法提供分子靶点。

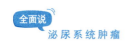
② 社会地位与社会经济发展水平也与阴茎癌的发生存在相关性

社会经济发展水平低通常与癌症风险增加有关。低可支配收入的男性患阴茎肿瘤的风险增加。不同人群的发病率差异很大，欠发达国家的发病率最高。这种疾病可能是一个重大的公共卫生问题，在某些地区占所有恶性肿瘤的17%。考虑到这种疾病的罕见和普通人群对这种疾病的认识不足，这种影响在阴茎癌中被放大。患者推迟就医并不少见。

③ 包茎

包皮环切术是治疗复发性龟头炎和病理性包茎的有效方法。包茎是阴茎癌重要的危险因素，新生儿包皮环切是预防侵袭性阴茎癌的一个强有力保护因素。该手术已被美国儿科学会（AAP）和美国疾病控制与预防中心（CDC）推荐。

④ 阴茎慢性炎症

阴茎慢性炎症也是阴茎癌的常见危险因素。其中包括硬化性苔藓、白斑、阴茎皮角和某些形式的龟头炎。这些情况与慢性炎症有关，包皮下温暖潮湿的环境也可能导致慢性炎症。4%～8% 的硬化性苔藓会发生恶变。98% 的硬化性苔藓患者没有做过包皮环切术，做过包皮环切术的男性龟头炎患病率比未做包皮环切术的男性低 68%。这些发现支持对高危人群进行包皮环切术的早期干预。

5　吸烟

多项研究表明吸烟与阴茎癌之间存在相关性。吸烟可使阴茎癌发病风险增高 5 倍。在印度与年龄匹配对照组的后续研究报道了与吸烟相关的剂量 – 反应关系，并提出咀嚼烟草和吸二手烟都是危险因素。

6　肥胖

肥胖可能与阴茎癌发病风险增高有关。有报道显示体重指数每增加 5 个单位，患浸润性阴茎癌的概率会增加 1 倍。肥胖还可能导致糖尿病，以及其他全身性的与肥胖相关的致癌机制，如氧化应激和胰岛素抵抗，也可能在阴茎癌的发展中发挥作用。

7　婚姻

婚姻状况也起到了作用，一项基于人群的研究显示，已婚男性的发病率比单身男性低。性伴侣多、初次性生活

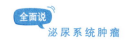
时间较早、离婚或丧偶的男性患此病的风险增加。有报道称生殖器疣病史也可能会增加阴茎癌的风险。

◎ 睾丸癌高危因素

1 睾丸发育不全综合征（如隐睾症、尿道下裂、少弱精症、性发育异常等）

最常见是隐睾症的患者，约 10% 的生殖细胞肿瘤发生在有隐睾史的男性身上。此外，睾丸位置的改变可能会改变体细胞的功能，形成精原干细胞自我更新和分化的利基。隐睾症患者罹患睾丸癌的总体风险是正常人群的 7.5 倍。虽然进行外科干预（睾丸下降固定术）可能将这种风险降低了一半，但以前的隐睾癌表明在睾丸中报告了永久性的表观遗传学变化。然而，即使已经发现既往或现在隐睾症患者患睾丸癌的风险增加是无可辩驳的，但这种关联的真正致病机制仍然不清楚。

2 基因

基因改变与睾丸肿瘤的发生也存在一定相关性。12 号染色体短臂的变异及 *cKIT* 突变与多种类型生殖细胞肿瘤相关，尤其是精原细胞瘤。约 66% 的睾丸肿瘤患者存在

P53 基因的改变。*PTEN* 基因与生殖细胞肿瘤发生及化疗抵抗也存在一定相关性。生殖细胞肿瘤 miRNA-371a-3p 表达明显升高，同睾丸肿瘤发生进展相关，且有助于睾丸肿瘤的检测。

③ 睾丸癌家族史

有睾丸癌家族史是睾丸癌的主要危险因素。睾丸癌患者的直系亲属的相对风险增加了 3.1 倍。还有大量文献报道，有间皮瘤、恶性黑色素瘤和恶性神经上皮肿瘤家族史的患者患睾丸癌的风险也会增加，这表明在这些病例中存在遗传性癌症综合征。

④ 其他可能的致病因素

一个潜在的风险因素与母亲妊娠情况有关，发现妊娠年龄较大的母亲患睾丸癌的风险较低，母乳喂养 6 个月及以上的男性患睾丸癌的风险相对较低。另一个潜在的风险因素是患者年龄范围，如以往流行病学资料所述，睾丸癌的年龄分布高峰为 25—35 岁，而 80 岁后会出现一个较小的高峰。这种癌症特殊的年龄分布主要被认为与性激素活性有关。然而，睾丸癌在 15 岁之前比较少见。

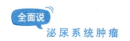
◎ 有研究特别关注了睾丸癌的种族差异

在分析 SEER（监测、流行病学和最终结果）数据时，高加索人报道的发病率最高，其次是西班牙裔，亚洲人和非洲裔美国人。

◎ 青春期的影响

几项研究报道了青春期提前和睾丸癌风险增加之间的潜在联系，尽管仍存在争议。性早熟患者患间质细胞瘤的风险增加，这是一种罕见的睾丸肿瘤，可能会引发假性早熟。

◎ 身高

有研究显示，身高每增加 5cm 患睾丸癌的风险也会增加。

◎ 感染

据报道，在先前被诊断为附睾丸炎的患者中，睾丸癌的患病率高于无此病史的患者。不幸的是，有限的地理区域，缺乏有关细菌培养的信息，以及无法排除其他危险因素，如家族史和职业暴露，限制了本研究的结果。

◎ 睾丸损伤

睾丸损伤曾被认为是睾丸癌的潜在危险因素。但目前它在睾丸癌发生中的作用已经减弱。更合理的解释是，先前的睾丸创伤可能会导致患者寻求医疗救助，从而导致睾丸癌被诊断。

◎ 吸烟

睾丸癌与吸烟的关系的数据似乎是最少的。但有实验显示，在已被诊断为睾丸癌的男性中，吸烟者与非吸烟者相比，肿瘤＞4cm 的患者增加了，治疗后复发的风险显著增加。

◎ 饮食

世界卫生组织国际癌症研究机构（IARC）和联合国粮

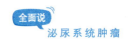
食及农业组织（FAO）对 42 个国家进行的一项研究表明，奶酪与 20—39 岁人群睾丸癌的发病率相关性最大，其次是动物脂肪和牛奶。

◎ 睾丸周围环境温度

研究人员调查了环境温度升高与睾丸癌发生之间的可能联系。到目前为止，还没有发现这些情况之间的关系。

◎ 职业

与塑料相关的行业与睾丸癌风险增加有关，尤其是那些涉及聚氯乙烯（PVC）生产和制造的行业。接触农药、杀虫剂与睾丸癌之间联系的基本原理与这些化合物的内分泌干扰活性有关，这些化合物可能会影响出生前和出生后患睾丸癌的风险。

（张世豪　编　　王　栋　郝文哲　宋　刚　邢念增　审）

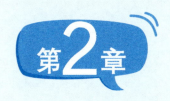

早发现泌尿系统肿瘤：

诊断方法

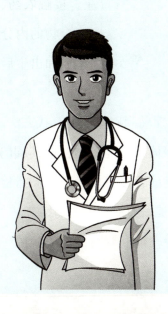

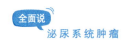

一、前列腺癌诊断方法

前列腺癌发病率越来越高，如果能够早期发现诊断前列腺癌，并通过恰当有效的治疗，患者10～15年平均存活率可以达到90%以上。那么前列腺癌诊断的方法有哪些呢？

对于中老年男性，前列腺癌早期筛查主要依靠3个指标：直肠指检（DRE）、超声检查和前列腺特异性抗原（PSA）。

◎ 直肠直检

直肠指检被广泛用作发现早期前列腺癌的最直接方法。若出现前列腺增生，尽管前列腺体积可能增加，但其质地通常不会变硬。相反，前列腺癌的存在可能导致直肠指检时发现前列腺表面不平滑，并可能触及突起的肿瘤结节。

直肠指检是泌尿外科医生检查前列腺时最常用到的一

种检查，这种方法简单、易行，患者几乎没有任何痛苦。临床经验表明，有经验的医生通过直肠指检诊断前列腺癌的准确性可以达到 60%。通过直肠指检，医生还能初步判断肿瘤的分期情况。

◎ 经直肠超声检查

经直肠超声（TRUS）检查是一种相对简单的前列腺影像诊断方法。经直肠超声可以在前列腺癌早期患者中发现前列腺内的异常结节。这些结节如果较小或位于前列腺内部，通常无法通过直肠指检触摸到。此外，这种检查还能使医生评估肿瘤的大小及肿瘤是否侵犯了前列腺包膜，这对于前列腺癌的临床分期和预后评估极为重要。

虽然经直肠超声检查并不能确诊前列腺癌，但可以发现一些可能提示前列腺癌的异常表现。前列腺癌往往表现为不同回声强度的结节，多数情况结节为低回声，但也有等回声、高回声或混合回声。此外，前列腺癌还会表现为一些继发性的超声图像特点，如前列腺左侧和右侧形态不对称，膜连续性破坏，邻近组织结构的受压移位等。如果在进行经直肠超声检查时发现以上情况，临床上会考虑是否存在可疑前列腺癌，并且建议进一步进行检查，如在直

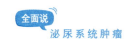

肠超声引导下做组织活检。

经直肠超声检查具有快速、低价格、无损伤和易被患者接受的特点。与前面介绍的直肠指检相比，这种超声检查能够弥补直肠指检的不足，对整个前列腺进行相对精细的检查。因此，至目前为止，经直肠超声检查仍是前列腺癌早期诊断中必不可少的一项影像学筛查手段。

◎ 前列腺特异性抗原

前列腺特异性抗原是目前检测前列腺癌最敏感的肿瘤标志物。尽管正常人的血液中也存在前列腺特异性抗原，但当前列腺特异性抗原水平升高到一定程度时，就提示前列腺中可能存在癌细胞。前列腺特异性抗原检查敏感性虽然很高，但是也会受到一些客观因素的影响。

1 药物影响

很多老年前列腺增生的患者长期服用非那雄胺等药物，这种药物就会影响前列腺特异性抗原的结果。目前认为用非那雄胺治疗 1 年以上的患者，在评估血清前列腺特异性抗原水平时应加倍计算。

② 机械性因素

由于血液中的前列腺特异性抗原是从前列腺分泌出去的，因此，如果前列腺受到一些机械性因素影响，前列腺特异性抗原就会更多地分泌至血液中，导致这种变化的机械因素包括：过分用力的直肠指检、前列腺按摩、前列腺穿刺活检。临床上应该尽量避免这些影响，如在初次就诊时，最好先抽血检查前列腺特异性抗原，在进行了前列腺穿刺活检或电切手术后，至少要等待 1 个月才能进行血清前列腺特异性抗原测定，否则会影响结果的准确性。

③ 其他疾病

最常见的疾病是良性前列腺增生（BPH）和前列腺炎。在前列腺增生的患者中，随着年龄的增高，前列腺体积逐渐增大，前列腺特异性抗原的分泌也会增加并引起前列腺特异性抗原的升高。由于这种影响因素没有办法避免。因此，就要通过各种手段辨别升高的前列腺特异性抗原究竟是来自于癌细胞还是良性的前列腺增生细胞。此外，国外一些研究还显示年龄、检查季节等对前列腺特异性抗原的检查结果都具有一定影响。

经过以上 3 种筛查手段，如果初步怀疑前列腺癌，那么就要进一步升级检查方法，进行更加准确的诊断（如

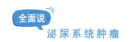
MRI、全身核素骨显像检查、PET/CT），以及最终诊断的
金标准方法（如前列腺穿刺活检）。

◎ MRI

MRI 可以更加清楚的显示前列腺包膜的完整性、肿瘤
是否侵犯周围组织及器官，也可以显示盆腔淋巴结是否侵
犯，对于肿瘤的临床分期具有重要作用。近年来，各大医
院已经开始普及多参数 MRI（mpMRI），相较于其他影像
学检查，基于 3.0T 的 mpMRI 能够给出 PI-RADS 评分，当
PI-RADS 评分为 4～5 分时，高度怀疑为前列腺癌，下一
步考虑进行靶向或者系统性穿刺活检；当 PI-RADS 评分为
1～2 分时，不建议进行临床干预；当 PI-RADS 评分为 3 分
时，则要综合考虑患者家族史、临床症状及其他化验检查
进行综合判定需不需要进行穿刺活检。

◎ 全身核素骨显像检查

前列腺癌最常转移的部位是骨骼，锝（^{99m}Tc）- 亚甲
基二膦酸放射性核素骨显像检查（ECT）是评价前列腺癌
骨转移最常用的方法，可比常规 X 线提前 3～6 个月发现骨

转移灶，成本相对较低、敏感性较高但特异性较差。

前列腺癌骨骼转移患者在接受有效治疗后，还应该在医生的指导下定期复查 ECT。前列腺癌根治术后的患者，一旦出现前列腺特异性抗原升高等情况，也要做这项检查，以此判断病情的进展情况如何。

◎ PET/CT

PET/CT 是结合 PET 和 CT 两种成像方式的先进技术，在前列腺癌诊断中具有重要地位。它通过放射性示踪剂检测体内的代谢活动，并提供详细的解剖结构图像，使医生能够准确定位和评估癌症病灶。与传统的 MRI 检查相比，PET/CT 不仅能显示肿瘤的大小和形态，还能提供其代谢活性的信息，有助于早期发现和精准定位前列腺癌机及其转移灶。最新研究表明，PSMA-PET/CT 能够实现无须穿刺活检的精度，为患者提供了无创的诊断选择。然而，PET/CT 检查费用较高，使用放射性示踪剂存在辐射风险，并且设备昂贵复杂，可能并非所有医疗机构都能提供。总体而言，PET/CT 在前列腺癌的早期发现、精准定位和治疗评估中发挥着重要作用。

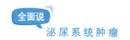

◎ 前列腺穿刺活检

恶性肿瘤的确诊必须获得病理依据要进行病理检查，就需要取得患者的前列腺组织，这就要对患者进行前列腺穿刺活检。

前列腺的穿刺活检方法很多，按穿刺方法分为系统穿刺和靶向穿刺。具体操作分两种情况：一种是超声或直肠指检发现可疑病灶，可以在超声引导下行病灶靶向穿刺；另一种是超声或直肠指检未发现可疑病灶，仅出现前列腺特异性抗原升高，可以在超声引导下行系统活检，包括标准方案（12针）、扩展方案（18针）及饱和方案（20针），适用于不同情况的患者。

穿刺后取出的组织经过病理科诊断可以初步判断是否为肿瘤、病理分型及通过 Gleason 评分判断它的恶性程度，为后续治疗提供依据。

（刘 飞 编　郝文哲 宋 刚 邢念增 审）

二、尿路上皮癌诊断方法

尿路上皮癌（UC）根据生长位置不同，可以分为膀胱尿路上皮癌（BUC）和上尿路尿路上皮癌（UTUC），上尿路尿路上皮癌又可以根据肿瘤的位置再分为肾盂尿路上皮癌和输尿管尿路上皮癌。由于几种肿瘤存在同时发生的可能性，因此检查通常要包括这些部位，也就是说这几种恶性肿瘤的诊断方法有很多是重叠的，但也会有各自的侧重。

◎ 影像学检查

① 超声检查及其临床意义

超声是诊断尿路上皮癌最常用、最基本的检查方法，同时也是一种无创的检查方法。临床上主要应用于血尿患者常规检查和初步分期评估。超声检查通常是经腹途径，也有经直肠途径。①经腹超声如果发现膀胱里有肿瘤，则

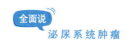

诊断膀胱癌的概率非常高，但有一定的漏诊率。经腹超声可以同时检查肾及输尿管，对于肾盂肿瘤有一定的检出率。②经直肠超声可以更好地显示膀胱三角区、膀胱颈和前列腺，能近距离观察肿瘤基底部，判断肿瘤浸润深度。但经直肠超声不能了解肾盂和输尿管的情况。

② CT和MRI及其临床意义

CT多用于诊断膀胱尿路上皮癌，以及评估肿瘤浸润范围。目前CT可发现较小肿瘤（1cm左右），可判断邻近器官是否受侵犯，是否有淋巴结转移。腹盆CT可同时初步评估肾盂及输尿管是否存在肿瘤，这对于治疗方案的制订非常重要。CT不能发现原位癌，同时无法显示膀胱壁各层结构，在准确分期方面诊断价值有限。

mpMRI用于膀胱尿路上皮癌术前分期和对盆腔淋巴结转移评估。对对比剂过敏、肾功能不全、静脉尿路显影检查肾不显影及伴有肾盂输尿管积水者行磁共振水成像（MRU），能显示整个泌尿系统。

③ PET/CT及其临床意义

PET/CT对膀胱尿路上皮癌的诊断有一定局限性，一般不作为常规诊断方法。PET/CT诊断淋巴结转移的准确率优于 CT 和 MRI。

◎ 膀胱镜检查及诊断性经尿道膀胱肿瘤电切除术

① 诊断性膀胱镜检查

膀胱尿路上皮癌的诊断取决于膀胱镜检查和活检组织的病理学结果。原位癌在膀胱镜下无法明确定位，需要整合膀胱镜检查、尿细胞学检查和多点活检来明确诊断。膀胱镜检查可全面观察膀胱内全部黏膜，同时可以观察全部尿道。

② 增加膀胱尿路上皮癌可视性的新技术

为了提高内镜下膀胱尿路上皮癌的可视性开发了各种新技术。

• 光动力诊断（PDD）：也称作荧光膀胱镜检查，向膀胱内滴注 5- 氨基戊酸（ALA）或己糖戊酸（HAL）后，用紫光进行光动力诊断。研究证实，荧光引导下的活检和切除术比白光下常规方法在发现恶性肿瘤方面更敏感，特别是对于原位癌。

• 窄带成像（NBI）：窄带成像可增强正常尿道上皮和高血管癌组织间对比度。窄带成像柔性膀胱镜检查及其引

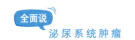
导的活检和切除术可改善膀胱尿路上皮癌的发现率。

③ 膀胱镜下活检

• 膀胱肿瘤活检：如取活检，往往从肿瘤表面钳夹获得，可以判断肿物的性质，但无法评估肿瘤分期。对于怀疑存在病变，如原位癌可能，但无法通过肉眼分辨者，应行膀胱黏膜随机活检。原位癌在膀胱镜下的表现不易与炎症区分，应对可疑原位癌进行活检。

• 前列腺尿道活检：膀胱肿瘤可累及前列腺尿道。目前研究结果，前列腺尿道受累风险较高的情况包括肿瘤位于三角区或膀胱颈，以及存在膀胱原位癌和多发性肿瘤的患者。

④ 非肌层浸润性膀胱癌（NMIBC）

膀胱尿路上皮癌需要膀胱镜和组织病理学检查最终确诊。在临床工作中，有一部分患者通过 CT、MRI 或超声等影像学检查已明确膀胱尿路上皮癌，肿瘤较小，初步判断可以通过经尿道膀胱肿瘤切除术（TURBT）治疗的患者，可以省略诊断性膀胱镜检查，直接行诊断性经尿道膀胱肿瘤切除术，从而达到切除膀胱尿路上皮癌和明确组织学诊断及分期的目的。

• 非肌层浸润性膀胱癌诊断性经尿道膀胱肿瘤切除术的步骤：对早期（包含 Ta 期和 T_1 期）的非肌层浸润性膀胱癌进行经尿道膀胱肿瘤切除术，主要目的是明确诊断和彻底切除所有可见病变。

– 直视下进镜，全面检查膀胱黏膜及全部尿道情况，避免遗漏隐蔽病变。详细记录膀胱内病变或异常情况。

– 彻底切除膀胱内所有可见肿瘤，可采取整块或分块切除方式，术中通过视觉观察切除全部可见病变和切除部位基底可见肌肉组织以明确是否彻底切除。

– 切除完成后，判断是否有并发症，是否有膀胱穿孔、输尿管开口损伤等。

• 非肌层浸润性膀胱癌诊断性经尿道膀胱肿瘤切除术的具体术式：非肌层浸润性膀胱癌的经尿道膀胱肿瘤切除术分为整块切除和分块切除，不论哪种术式，都应达到肿瘤的准确诊断和彻底切除（也就是深达肌层）。

– 整块切除：对位置和大小适合（≤1cm）的膀胱尿路上皮癌，可以通过各种方式（单极、双极或激光）整块切除肿瘤，肿瘤基底应包括逼尿肌。

– 分块切除：任何膀胱尿路上皮癌都可分块切除，特别是位置不佳或体积较大的肿瘤，可分步切除"外生肿瘤、基底膀胱壁内组织和肿瘤切除后基底组织"。经尿道膀

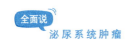

胱肿瘤切除术术中尽量避免过度烧灼，以免造成组织变性病理无法诊断，较微小的肿瘤可先利用活检钳活检后再行切除。

• 非肌层浸润性膀胱癌诊断性经尿道膀胱肿瘤切除术的病理检查：泌尿外科医生应与病理医生充分合作，送检时提供详细的临床信息，术后应送检高质量的切除标本（避免过度烧灼、基底包含逼尿肌），深部膀胱壁内组织应明确标注并放入单独容器中送检，以明确其内是否可见逼尿肌及有无肌层浸润。病理医生应在病理报告中说明膀胱肿瘤的级别、浸润深度及标本中是否有固有层和肌肉组织。

• 非肌层浸润性膀胱癌诊断性经尿道膀胱肿瘤切除术的质量评估和二次经尿道膀胱肿瘤切除术：经尿道膀胱肿瘤切除术切除的标本中是否有逼尿肌是评价手术质量的重要标准。仅有 Ta LG/G_1 肿瘤，这些非浸润性的低度恶性肿瘤如标本内可见黏膜下结缔组织且未受累，可不包括逼尿肌。非 Ta LG/G_1 的非肌层浸润性膀胱癌患者，如切除标本中未见逼尿肌，存在肿瘤残留和低估肿瘤分期的风险，无法准确评估肿瘤分期和制订治疗策略。即使切除标本中存在逼尿肌的 T_1 期肿瘤，仍然存在肿瘤残留和升级为肌层浸润性膀胱癌（MIBC）的较高风险。切除标本中未见逼尿肌的非 Ta LG/G_1 肿瘤、T_1 肿瘤和初次经尿道膀胱肿瘤切除术未达到或可疑未彻底切除肿瘤，均应于术后 2～6 周行二次经尿道膀胱肿瘤切除术，以明确肿瘤分期。

⑤ 肌层浸润性膀胱癌（MIBC）

● 肌层浸润性膀胱癌的诊断性经尿道膀胱肿瘤切除术：影像学检查已明确诊断的膀胱尿路上皮癌，可以省略诊断性膀胱镜检查，直接在麻醉下进行诊断性经尿道膀胱肿瘤切除术。肌层浸润性膀胱癌的最终诊断，必须有膀胱镜下切除肿瘤基底膀胱壁内的逼尿肌行组织病理学评估是否存在肌层浸润。肌层浸润性膀胱癌进行的经尿道膀胱肿瘤切除术的主要目的是明确病理学诊断和分期，需要切除标本中有膀胱逼尿肌。经尿道膀胱肿瘤切除术应首先观察全部膀胱黏膜和尿道情况。如果肿瘤无蒂、宽基底、体积较大（＞3cm）可能为肌层浸润性肿瘤，需要分块切除肿瘤，包括肿瘤的外生部分、基底深部膀胱壁及切除区域的边缘，深部膀胱壁内组织必须包括逼尿肌。

● 肌层浸润性膀胱癌诊断性经尿道膀胱肿瘤切除术的尿道活检及意义：目前研究提示肿瘤位于三角区或膀胱颈、伴发膀胱原位癌及多发性肿瘤，前列腺尿道受累的风险更高。前列腺尿道受累风险较高和局部黏膜异常的患者，初

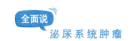

次诊断性经尿道膀胱肿瘤切除术时可于膀胱颈部至精阜间的前列腺尿道 5～7 点钟位置电切取材送检病理学检查，明确有无尿道受累。根治性膀胱切除术前发现肿瘤侵犯尿道通常是原位改道的禁忌证。尿道诊断性电切的阳性结果作用也存在局限性，该结果并不能提示最终尿道断端切缘的状态。根治性手术中通过尿道断端的冰冻切片能明确前列腺尿道受累情况，具有更高的阴性预测价值且更准确，根治性手术中应行冰冻切片，尤其是对男性患者。

6 膀胱原位癌诊断及其临床意义

膀胱原位癌是一种扁平状、高级别、非浸润性尿路上皮癌。膀胱镜下原位癌的典型表现为天鹅绒状、微红色区域。原位癌通常是多灶性病变，不仅可发生在膀胱内，也可发生在上尿路和前列腺尿道。原位癌如果不行任何治疗，约 54% 会进展为肌层浸润性膀胱癌。单纯通过内镜下切除方式治疗，无法治愈原位癌，病理明确诊断膀胱原位癌后必须进一步治疗，如膀胱内卡介苗灌注或根治性膀胱切除术。如果术后明确 Ta 期和 T_1 期肿瘤并发原位癌，肿瘤复发和进展的风险比单纯 Ta 期和 T_1 期肿瘤更高。基于以上发现，准确诊断膀胱原位癌尤其重要。

从临床角度，原位癌可分为原发性、继发性和并发性。

原发性：孤立的原位癌，无既往或并发的乳头状肿瘤，且既往无原位癌病史；继发性：既往患有非原位癌膀胱肿瘤的患者进行随访时发现原位癌；并发性：膀胱中同时存在其他尿路病变上皮肿瘤的原位癌。

膀胱原位癌的诊断：膀胱原位癌在内镜下不易与炎症区分，尿细胞学检查应作为膀胱镜检查的必要辅助手段，原位癌作为高级别肿瘤其阳性率较低级别肿瘤更高。由于细胞溶解效应，不建议采用晨起第一次排尿进行尿细胞学检查。

膀胱镜下活检是诊断原位癌的必要步骤，以下患者有必要进行活检：①膀胱镜下黏膜异常表现可疑原位癌，应对该部位取活检；②尿细胞学检查阳性，已除外上尿路尿路上皮癌，影像学和膀胱镜检查未发现膀胱内乳头状肿瘤时，应对外观正常的黏膜进行地图活检；③有 HG/G_3 非肌层浸润性膀胱癌病史且肿瘤呈非乳头状表现时，应对膀胱进行地图活检。

7 尿细胞学检查及尿生物学标记检测在膀胱尿路上皮癌诊断的临床意义

尿细胞学检查有助于发现尿路上皮癌。膀胱排出尿或膀胱冲洗标本的脱落细胞检查对高级别肿瘤（HG/G_3 及原位癌）具有较高敏感性，但对 LG/G₁ 肿瘤敏感性较低。尿细胞学检查阳性提示尿路任何部位的尿路上皮癌，但阴性不能排除尿路上皮癌的诊断。尿细胞学受很多因素影响，因此尿细胞学只能作为膀胱尿路上皮癌诊断和随访时膀胱镜检查的辅助手段。

为避免影响尿细胞学结果，应留不少于 25ml 的新鲜尿液或充分固定的尿液，保证充足的细胞量可连续留取 3 天尿液。对尿细胞学检查可疑者，要多次重复送检。2016 年，尿细胞学诊断类别的标准化报告系统由巴黎工作组进行了重新定义：尿液标本充足（充足）；高级别尿路上皮癌阴性（阴性）；非典型尿路上皮细胞（AUC）；可疑高级别尿路上皮癌（可疑）；高级别尿路上皮癌（HGUC）；低级别尿路上皮肿瘤（LGUN）。

尿生物学标记检测：尿细胞学检查敏感性较低，因此各种检测膀胱癌的尿液检查被开发出来作为膀胱尿路上皮癌的尿生物学标记。UroVysion（FISH）、ImmunoCyt/uCyt+、核基质蛋白 22、膀胱肿瘤抗原已被美国食品药品管理局批准用于膀胱尿路上皮癌检测。国内的研究发现生存蛋白（Survivin）在尿液脱落细胞中的表达有望用于膀胱尿路上皮癌初检及有无肌层浸润的诊断。已有报道检测尿液中膀胱尿路上皮癌特定的 DNA 甲基化位点，诊断敏感性和准确性均较理想，在早期、微小、残留和复发肿瘤诊断上具有显著优势，在国内已实现临床转化应用。国内学者对多种尿生化标志物联合检测膀胱尿路上皮癌进行了研究，结果显示尿液核基质蛋白 2 和膀胱肿瘤抗原联合检测对诊断具有较高临床价值，具有简便、快速、无创、批量筛查等优点。多项研究发现在膀胱镜检查和上尿路检查阴性的患者，细胞学或尿生物学标记［UroVysion（FISH）、核基质蛋白 22、成纤维细胞生长因子受体 3/ 端粒酶逆转录酶和微卫星分析］检测结果阳性可能肿瘤复发和进展风险更大。

相比尿细胞学检查，尿生物学标记检测敏感性更高，但相应的代价是特异性更低。尿生物学标记检测的敏感性和特异性在很大程度上取决于患者的不同临床情况，如高风险人群筛查、膀胱尿路上皮癌早期检测、非肌层浸润性膀胱癌的术后随访等。尿生物学标记检测目前均不能独立诊断或随访膀胱尿路上皮癌，只能作为膀胱镜检查的辅助手段。

尿细胞学和生物学检测在临床的潜在应用：虽然尿细胞学检查和生物学标记检测不能独立诊断 / 随访膀胱尿路上皮癌，但尿液检查的便利性和对原位癌诊断的意义，应考虑其潜在应用价值。

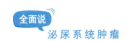

● 膀胱尿路上皮癌风险人群的筛查：对膀胱尿路上皮癌高发病风险人群的尿路上皮癌筛查时，尿液检测提示血尿阳性者，随后进行尿生物学标记检测进行膀胱尿路上皮癌的筛查已有报道。但膀胱尿路上皮癌在总人群中的发病率较低，且从发病至表现为症状或临床可检出的时间较短，故不推荐用于总人群膀胱尿路上皮癌的常规筛查。

● 血尿或其他症状提示可疑膀胱尿路上皮癌的进一步检查，以及膀胱尿路上皮癌的初步诊断：普遍认为在膀胱尿路上皮癌的诊断和随访方面，目前无任何检测可替代膀胱镜检查。但尿细胞学检查或生物学标记检测可作为辅助手段，以发现膀胱镜下遗漏的肿瘤。

● 非肌层浸润性膀胱癌的术后随访监测：目前，尚无任何尿生物学标记可替代非肌层浸润性膀胱癌随访期间的膀胱镜检查或降低膀胱镜检查的常规频率。前瞻性随机研究发现，微卫星分析结果阳性再行膀胱镜检查，可改善随访膀胱镜检查的质量，支持在膀胱镜随访前行无创尿液检测的辅助作用。高危非肌层浸润性膀胱癌肿瘤复发和进展风险较高，应在随访中及早发现。高危患者随访时应行更频繁的膀胱镜检查、尿细胞学检查和生物学标记检测，对可疑膀胱原位癌尿液肿瘤相关检查更加重要。复发和进展风险相对较低的低/中危非肌层浸润性膀胱癌患者，如果希望减少膀胱镜检查的次数，需要尿液标记物在肿瘤较大、数量较多且侵犯肌层之前就发现肿瘤复发。但尿细胞学检查和当前尿生物学标记检测均对低级别复发肿瘤的敏感性较低，所以只能作为膀胱镜随访的辅助手段。

（关有彦　编　　郝文哲　宋　刚　邢念增　审）

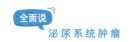

三、上尿路尿路上皮癌的诊断

◎ 症状及体征

① 血尿

70%~80% 的上尿路尿路上皮癌可表现为肉眼血尿或镜下血尿，多为间歇性、无痛性全程血尿。

② 腰痛

肿瘤梗阻输尿管可引起肾积水，部分可表现为腰酸、腰痛。血块引起输尿管急性梗阻可出现急性肾绞痛。

③ 其他症状

晚期可能会触及体表包块，出现体重减轻、纳差、骨痛或淋巴水肿等全身症状。

◎ 影像学检查

① 超声检查及临床意义

超声通过发现肾积水筛查上尿路尿路上皮癌，可对病灶进行初步评估，因其具有无创、简便易行且费用较低优点，较多用于各类体检。但其对肿瘤难以定性，单独应用临床价值有限。考虑我国现状，推荐采用超声进行筛查和初始评估。

② CT 和 MRI 及其临床意义

泌尿系统 CT 可较准确判断肿瘤位置、形态大小、浸润深度、区域淋巴结及与周围脏器关系，增强扫描有助于了解肿瘤血供，鉴别肿瘤性质。泌尿系统 CT 是诊断上尿路尿路上皮癌准确性最高、临床首选的影像学方法。13 项纳入 1233 例患者研究的 Meta 分析显示，泌尿系统 CT 对上尿路尿路上皮癌的综合敏感性为 92%（置信区间为 88%～98%），综合特异性 95%。但 CT 无法显示肾盂、输尿管壁各层结构；可较为准确区分 T_3 期及以上病变，但在准确区分 Ta 期和 T_2 期方面价值有限。泌尿系统 CT 容易漏诊扁平状浸润型生长的肿瘤。对肾功不全等无法耐受泌尿系统 CT 的患者，可考虑逆行插管造影或 MRI。

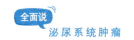
MRI 是上尿路尿路上皮癌常用检查方法，对碘对比剂过敏或因肾功不全无法行泌尿系统 CT 的替代手段。MRI 的优点是可提供优于 CT 平扫的组织辨识度，有助发现肿瘤是否侵入周围软组织器官并判断淋巴结情况。由于存在肾纤维化风险，严重肾功受损（肌酐清除率＜30ml/min）限制使用钆对比剂。对肾功不全又无法行 MRI，可选择逆行输尿管肾盂造影检查。

③ PET/CT 及其临床意义

^{18}F-FDG PET/CT 相较于传统的检查手段，对局部上尿路尿路上皮癌病变的诊断及鉴别诊断无明显优势，不推荐单独使用。怀疑有淋巴结及远处转移病灶，可用 ^{18}F-FDG PET/CT 提供疾病完整的影像学分期信息，但需注意，在评估淋巴结转移中，^{18}F-FDG PET/CT 的敏感性有争议。另外，在上尿路尿路上皮癌复发评估中，^{18}F-FDG PET/CT 具有较高准确性。

◎ 尿细胞学检查及尿生物学标记检测在上尿路尿路上皮癌诊断中的意义

众多研究和国际上的诊治指南建议，拟获上尿路尿路上皮癌诊断证据的尿细胞学检查首先应行膀胱镜检查甚至活检以除外膀胱存在尿路上皮癌的可能。即使除外膀胱癌的可能，上尿路尿路上皮癌尿细胞学的准确性也取决于癌细胞的分级，有研究显示尿细胞学敏感性与分级明显相关。因此尿细胞学阳性多提示高级别上尿路尿路上皮癌。为提高尿细胞学的阳性率和可靠性，可通过逆行插管取肾盂尿，尤其是反复冲洗的尿细胞学检查，对上尿路尿路上皮癌检出率可达 91%，诊断功效几乎等同于组织活检。

◎ 诊断性输尿管镜及膀胱镜检查

膀胱镜检查是上尿路尿路上皮癌评估手段之一，膀胱镜检查了解有无合并膀胱肿瘤很有必要。对尿细胞学检查阳性，影像学有明显上尿路定位病灶，同时膀胱镜检查除外膀胱癌者，则可诊断为上尿路尿路上皮癌。如果上述诊断不确切，可考虑行输尿管镜检查。输尿管镜诊断上尿路尿路上皮癌准确性高达 90%，输尿管镜还能相对准确的判断是否存在多中心可能。这些诊断信息可以帮助制订治疗策略，决定是否考虑行保留肾脏的患者尤为重要。输尿管镜检查有可能增加膀胱种植转移风险。

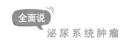

　　并非所有输尿管镜检查均能获得成功，尤其是输尿管浸润性尿路上皮癌。因此，需要医生整合评估尿细胞学、尿荧光原位杂交、影像学、输尿管镜等检查结果，并告知患者及其家属相关信息，共同决定诊治方案。

（关有彦　编　　郝文哲　宋　刚　邢念增　审）

四、肾癌诊断方法

大多数肾癌是通过无创的影像学检查偶然发现的。肾癌最常见于老年人，多见于 40 岁以上的成年人。40 岁以上人群应坚持每年进行肾超声检查。

但是当肾癌晚期的时候主要症状可以包括：消瘦、乏力、咳嗽、咯血、腰痛、腹部肿块、血尿、持续性或间歇性骨痛、头痛、精索静脉曲张等。所有这些症状也可能是由其他疾病引起，如果您有任何这些症状，需要去医院做进一步的检查。典型的腰痛、肉眼血尿和可触及的腹部肿块的三联征很少见，但是一旦出现，则与更加恶性的肾癌组织、更晚的疾病分期和更差的治疗效果相关。其中约 30% 的有症状的肾癌患者存在副肿瘤综合征。另外一些症状，如骨痛或持续咳嗽均是疾病的转移灶引起的临床表现。

体格检查在肾癌诊断中的作用非常有限。但是，如果有以下发现应提示进行放射学检查：可触及的腹部肿块，可触及的颈部淋巴结肿大，非复位精索静脉曲张和双侧下

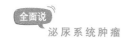

肢水肿，提示可能存在肾静脉或下腔静脉受累。

在医院对肾癌通常评估的实验室参数包括血清肌酐、肾小球滤过率（GFR）、全血细胞计数、红细胞沉降率、肝功能检查、碱性磷酸酶、乳酸脱氢酶（LDH）、血清校正钙、凝血功能检查和尿液分析。对于邻近或侵犯集合系统的中央性肾脏肿块，应考虑尿细胞学检查和可能的输尿管镜检查。大多数肾肿瘤可以通过腹部超声或CT进行初步诊断。根据影像学检查结果，肾肿块分为实性或囊性。对于实性肾肿块，要常规用超声、CT和MRI用于诊断肾脏肿物的性质。大多数肾脏肿物的良恶性仅通过影像学检查即可准确判断，但是想要明确区分肾脏恶性肿瘤与嗜酸细胞瘤和少脂肪肾错构瘤仍存在很大困难。

增强CT和MRI还可以评价对侧肾的功能和形态；肾脏肿瘤的侵犯范围；有无静脉受累；有无淋巴结的转移；和周边肾上腺和其他实体器官的情况。腹部增强CT的血管造影可以进一步提供肾脏血管的详细信息。如果CT对肿瘤瘤栓或血栓的诊断不肯定，可以采用MRI进一步检查。并且MRI也适用于对静脉注射CT对比剂过敏的患者和肾功能正常的妊娠期患者。目前也正在探索先进的MRI技术，如弥散加权成像（DWI）和灌注加权成像，用于肾脏肿物性质的评估。现在也更多使用mpMRI来进行透明细胞样评分（CCLS）用于评估诊断肾透明细胞癌。透明细胞样评分系统在早期肾脏肿瘤患者中的诊断准确性很高。并且透明细胞样评分被发现是识别低级别透明细胞肾癌的独立预后因素，是一个很有应用前途的评分系统。

对于复杂性肾囊肿（Bosniak Ⅱ F～Ⅲ级）的诊断。CT对这些病例诊断的准确性有限；而 MRI 由于增强的敏感性更高，显示出 71% 的敏感性和 91% 的特异性。造影增强的超声检查显示出高敏感性（100%）和高特异性（97%），阴性预测值为 100%。对于担心频繁 CT 检查而辐射暴露的年轻患者，MRI 可以作为诊断肾脏肿瘤的替代方案。Meta 分析结果表明，与增强 CT 相比，超声造影的诊断性能相当，超声造影对比增强 MRI（对于通过病理报告进行最终诊断或通过随访成像进行再次诊断，合并敏感性为 0.98）。

肾动脉造影和下腔静脉造影仅仅需要在特定的肾癌患者中使用。对于任何肾功能受损体征的患者，还应考虑同位素肾图和总肾功能评估。PET/CT 并不是必需的检查。

在转移灶的评估里面，胸部 CT 可准确进行肺转移的诊断。可以根据肿瘤大小、临床分期和全身症状使用列线图来计算肺转移的风险。因为大多数骨转移在诊断时有特定症状；因此，通常不需要常规骨影像学检查。然而，在有特定临床或实验室症状的情况下，可以使用骨扫描、脑

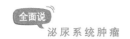

部 CT 或 MRI 评估骨转移或脑转移情况。对无神经系统症状的转移性肾癌患者进行的 CT 或 MRI 脑部筛查表明，仅 3.39% 被诊断为隐匿性脑转移，其中 61% 为多灶性转移。

肾囊性肿块目前常规应用波斯尼亚克分类（Bosniak classification），根据 CT 影像学表现将肾囊肿分为 5 类，以预测恶性肿瘤风险。2019 年更新的波斯尼亚克纳入了 MRI 诊断。波斯尼亚克Ⅰ级是单纯性肾良性囊肿。波斯尼亚克Ⅱ级是肾良性囊肿。波斯尼亚克Ⅱ F 级需要至少 5 年的随访，其中有些是恶性肿瘤。波斯尼亚克Ⅲ级超过 50% 是恶性的，建议手术或密切随诊。波斯尼亚克Ⅳ级大多数是恶性病变，需要手术治疗。

经皮穿刺肾肿瘤活检可明确影像学上不确定的肾脏肿块的诊断，适合小肿块的患者在消融治疗前进行组织学检查，或者在已经有全身转移的情况下进行穿刺活检来进一步选择内科和手术治疗策略。肾肿物活检不适用于只能考虑进行保守治疗的患者。由于腹部影像学检查的诊断准确性高，因此对于计划手术的有对比剂增强的肾肿块患者，不需要进行肾肿瘤活检。囊性肾肿块的活检诊断率和准确性较低，也不推荐进行。

经皮穿刺活检可在局部麻醉下进行。活检可在超声或 CT 引导下进行，两者的诊断率相近。应该始终使用允许通过同轴插管进行多次活检的同轴技术，以避免潜在的穿刺道肿瘤播散。针芯活检是确定实性肾肿块特征的首选，而与细针穿刺活检联合使用可提供互补的结果，并可以提高复杂囊性病变的准确性。在有经验的中心，针芯活检和对恶性肿瘤的诊断率、特异性和敏感性都很高。诊断性针芯活检和诊断恶性肿瘤的敏感性和特异性分别为 99.1% 和 99.7%。如果活检不能诊断，且影像学检查结果怀疑恶性肿瘤，应考虑进一步活检或手术探查。据报道，在高比例（83%~100%）的病例中，重复活检具有诊断意义。肾肿瘤活检诊断肿瘤组织型的准确性良好。但是针芯活检对肿瘤的病理分级评估具有挑战性。针芯活检的理想数量和位置尚未得到一致性公认。然而，应至少获得两个高质量的穿刺组织并且应避免坏死区域，以最大限度地提高诊断率。对于较大的肿瘤，最好进行外周活检，以避免中心性坏死区域。在 cT_2 或更严重的肾脏肿块中，从肿瘤中至少 4 个独立的实体增强区域采集多个核心活检，在不增加并发症发生率的情况下，可获得更高的诊断率和识别肉瘤样特征的准确性。

总体而言，经皮活检的并发症发生率较低。特别是同轴技术被认为是避免任何肿瘤细胞播种的安全方法。对肾门肿块的经皮活检在技术上是可行的，诊断率与肾皮质肿

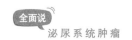

块相似，但术后出血明显高于皮质肿块。

　　肾癌可能与遗传性或新发性单基因改变有关。遗传性肾癌被认为占所有肾癌病例的 5%～8%，但这一数字可能被低估，因为最近的一项研究发现，高达 38% 的转移性肾癌患者存在种系突变。具有肾癌生殖系易感性的患者通常需要多学科方法。缺乏综合征表现并不能排除遗传因素对癌症发展的影响。此外，其他遗传成分或多态性是可遗传的，可能会带来轻度增加的风险。当存在多个风险等位基因时，它们会显著增加癌症风险。此外，存在双侧或多灶性肿瘤或囊肿或一级或二级亲属患有肾癌或近亲患有已知致病变异，会显著增加发现遗传性癌症的风险。肾囊肿的存在可能与伯特－霍格－迪贝综合征和希佩尔－林道病相关，并构成临床诊断谱的一部分。此外，特定的组织学特征可支持特定肾癌综合征的鉴别诊断。最后，对于肾血管平滑肌脂肪瘤患者，应评估其患结节性硬化症的可能。如果患者发现其他危险因素，需要转诊至具有遗传性癌症综合征管理专业知识的医院。

（石泓哲　编　　郝文哲　宋　刚　邢念增　审）

五、阴茎癌和睾丸癌诊断方法

◎ 阴茎癌的诊断

① 体格检查

阴茎原发性肿瘤通常是临床上明显的病变，通常表现为凸起或溃疡性病变，可能具有局部破坏性，出现流血、疼痛、坏死等症状。体格检查应包括检查和触诊整个阴茎。检查时应注意肿瘤局部的尺寸大小、解剖位置和侵及范围，并建议评估阴茎整体拉伸长度，以便在决定手术方式时提供参考。此外，体格检查是估计肿瘤大小和临床 T 分期的可靠方法。

② 原发肿瘤的影像学检查

为了鉴别 T_1 期和 T_2 期，可用 MRI 辅助评估，但其作用并不优于体格检查。然而，当不确定肿瘤是否侵犯海绵体（cT_3）时，如果考虑保留器官的治疗方案时，MRI 可能

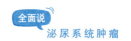
会有一定的作用。MRI 还可以提供有关在邻近结构中浸润的大肿瘤（T_4）的可切除与否的相关有用信息。

③ 阴茎活检

当对病变的确切性质有疑问时，应该进行肿瘤活检。当计划使用局部药物、放疗或激光手术进行治疗时，活检组织学病理也是必要的，以指导后续治疗。

④ 淋巴结分期

阴茎癌最常见的转移途径是通过淋巴系统逐步转移。临床中大概不到 5% 的患者会出现远处转移，并且通常伴有区域性淋巴结受累。因此，阴茎癌生存的最重要预后因素是淋巴结转移的存在与否和受累范围。

一项非随机对照试验（RCT）发现，在腹股沟淋巴结阴性（无可疑可触及淋巴结，cN_0）患者中，早期淋巴结手术的 3 年生存率为 84%，而延迟淋巴结手术组为 35%。因此，尽早发现淋巴结扩散是阴茎癌管理的关键因素。远处转移的影像学检查仅适用于临床淋巴结阳性患者。

⑤ 淋巴结体格检查

仔细触诊双侧腹股沟肿大 / 病理性腹股沟淋巴结，是疑似阴茎癌患者的初始体格检查中必须进行的。此外，还可能发生继发于原发性肿瘤感染（而不是转移）而导致的淋巴结肿大。对于这一类患者，虽然使用抗生素可以缓解淋巴结肿大，但可能会延迟阴茎癌进一步的分期和治疗，因此不推荐，临床中可根据具体情况谨慎选择。根据体格检查，患者可分为体格检查时无可疑淋巴结的患者（临床淋巴结阴性，cN_0）和有可疑可触及淋巴结的患者（临床淋巴结阳性，cN^+）。如果触诊时疑似病理性淋巴结，应注意淋巴结的数量、位置、大小、是固定的还是移动的、有无触痛等。

6　临床淋巴结阴性患者（cN_0）

如果触诊时未发现可疑淋巴结（cN_0），20%～25% 的患者仍可能存在隐匿性转移，因此需要额外分期。

7　非手术分期选项

目前尚没有系统的影像学特征或血清肿瘤标志物可以可靠地预测是否存在淋巴结受累。常规成像方式无法检测微转移，并且 ^{18}F-FDG PET/CT 不能检测到＜10mm 的淋巴结转移。因此，这些影像学检查方法的临床价值有限，不推荐用于临床淋巴结阴性患者的常规使用。

在提供动态前哨淋巴结活检（DSNB）作为手术分期

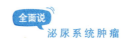

选择的时候，腹股沟超声是在动态前哨淋巴结活检之前获得的。如果检测到超声提示可疑淋巴结，可以很容易地在同一疗程中进行细针穿刺细胞学检查（FNAC），以确认腹股沟淋巴结转移的诊断。在临床淋巴结阴性患者中，必要时应将超声与手术分期相结合。然而，如果超声＋细针穿刺细胞学检查阳性，则动态前哨淋巴结活检需求可减少10%～13%。因此，建议在使用动态前哨淋巴结活检进行手术分期之前，对临床淋巴结阴性患者进行超声＋细针穿刺细胞学检查。

◎ 睾丸癌的诊断

① 体格检查

睾丸癌通常表现为无痛性睾丸肿块或超声（US）检查偶然发现，大多数情况下为患者自己偶然发现。可出现阴囊或腹部/背部疼痛，导致诊断延迟。男性乳房发育症可能见于少数患者。因此，临床评估应包括腹部、胸部和锁骨上检查。

② 常用的临床影像学检查

睾丸超声检查是睾丸肿瘤患者最常用的检查手段，也是首选检查方法，超声有以下 3 点作用。

- 确定肿块是睾丸内部还是睾丸外部。

- 评估肿瘤的体积和确认解剖位置。

- 描述对侧睾丸的特征，可排除其他病变，并确定肿瘤相关危险因素。

也推荐用于所有腹膜后或内脏肿块的男性，伴或不伴血清人绒毛膜促性腺激素的 β 亚基（β-hCG）或甲胎蛋白升高，且无可触及的睾丸肿块。

建议所有睾丸肿瘤患者在睾丸切除术前进行对比增强 CT 分期。在评估小淋巴结和临界淋巴结时，应考虑睾丸癌淋巴结扩散的预期模式。

对于多发性肺转移或预后不良的绒毛膜癌（尤其是 hCG＞5000U/L）或有临床症状的生殖细胞瘤患者，推荐进行脑影像学检查。

阴囊 MRI 在睾丸癌诊断方面比超声具有更高的敏感性和特异性，但不作为睾丸肿瘤常规诊断手段。另外，对于保留睾丸手术（TSS）的病例，MRI 可用于局部分期，也可鉴别睾丸旁和睾丸内病变。

腹部 MRI 可用于碘对比剂禁忌证的分期，在检测腹膜后淋巴结肿大方面与对比增强 CT 的准确度相似。

如果怀疑存在临床问题，应使用 MRI 评估生殖细胞瘤

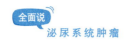

的脑转移和脊髓转移。

此外，一般不使用 FDG PET/CT 进行睾丸肿瘤的初始诊断和分期，但对于经济条件允许的患者，PET/CT 可用于辅助评估原发灶及全身转移灶的情况，也可作为治疗结束后评估疗效的手段之一。

骨扫描一般不作为常规检查手段，除非有相应临床指征。

3 血清肿瘤标志物

术前血清肿瘤标志物，如血清甲胎蛋白、人绒毛膜促性腺激素的 β 亚基和乳酸脱氢酶应在睾丸切除术前后测定，因为它们支持睾丸癌的诊断，并可能提示生殖细胞瘤组织学特征。

由于睾丸癌的肿瘤标志物的敏感性较低，因此存在一定局限性，故而正常肿瘤标记物水平并不能排除疾病存在的可能。

4 睾丸切除术后的血清肿瘤标志物

睾丸切除术后需要重复肿瘤标志物的检测。如果术前升高，正常化可能需要数周时间，因为甲胎蛋白和人绒毛膜促性腺激素的 β 亚基的血清半衰期分别为 5～7 天和

1～3 天。如果这些药物持续升高或增加，则可能发生转移性疾病。然而，睾丸切除术后的标志物正常化并不能排除转移性疾病的可能性。

除分期外，标志物水平还用于定义风险分层和预后。它们还用于监测治疗反应和检测疾病复发。

⑤　其他肿瘤标志物

miRNA 正在成为潜在的新生物标志物。许多研究表明，与传统的生殖细胞瘤标志物相比，miRNA（尤其是 miRNA-371a-3p）在诊断、治疗监测和预测残留或复发活菌疾病方面的鉴别准确性更高。此外，它们可以区分生殖细胞瘤和其他（基质／非生殖细胞来源）肿瘤。

（陈　羲　编　　郝文哲　宋　刚　邢念增　审）

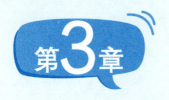

第 **3** 章

泌尿系统肿瘤外科治疗

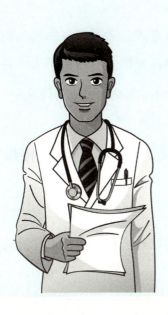

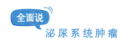
一、前列腺癌外科治疗

外科治疗是针对早期前列腺癌患者的一种治疗选择，要求除了切除肿瘤，还要包括周围正常的前列腺组织，我们称之为根治性前列腺切除术。不过，并不是所有患者都可以进行外科治疗。

◎ 根治性前列腺切除术都有哪些手术方式

根治性前列腺切除术的手术方式包括开放手术和微创手术两种，其中微创手术指的是腹腔镜或机器人手术。开放手术通过下腹部切口或会阴部切口直视下切除前列腺。

◎ 根治术的切除范围有多大，可能会有哪些损伤

手术需要完整的切除前列腺、双侧精囊及部分输精管，随后将膀胱颈与尿道吻合，保持尿路完整。根据术前前列

腺特异性抗原的最高值、穿刺病理、影像学结果等评估淋巴结转移风险，确定是否清扫盆腔淋巴结。手术过程中可能会损伤到前列腺周围的组织；如果进行淋巴结清扫，还可能出现血管和淋巴管损伤的相关并发症。

◎ 哪些患者更适合做根治性前列腺切除

目前认为对于预期寿命＞10 年、肿瘤局限在前列腺内的患者，根治性手术有明确的生存获益。对于局部进展的前列腺癌患者来说（患者身体情况良好），预期寿命＞10 年，手术在一定程度上可以减轻肿瘤负荷、延缓肿瘤进展。这些还要在评估手术风险不大的情况下，可考虑行根治性前列腺切除术。

◎ 哪些患者不适合做根治性前列腺切除

对于预期寿命＜10 年、晚期前列腺癌、身体情况差而无法耐受手术或手术风险高的患者，一般不推荐行手术治疗。在国内最常见的情况是发现前列腺癌时已发生多处骨转移，失去了根治手术的机会。也有老年患者由于自身合并有严重的心血管疾病、肺功能不全，无法耐受手术麻醉，

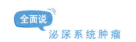

所以不适合手术。还有一些患者详细了解手术风险后仍无法接受手术相关并发症，这类患者也不建议行根治性手术治疗。

◎ 腹腔镜手术和机器人手术哪个更好

腹腔镜手术较机器人手术更早应用于临床，两种术式对设备、场地等都有一定要求。腹腔镜手术是医生直接操纵器械接触人体，需要直接消耗术者的技术和体力，而机器人则是医生通过操控平台，操控器械接触人体，对体力等消耗显著降低。由于机器人手术除了具备腹腔镜手术创伤小、术后恢复快等特点之外，还具有操作更为灵活、视野更清晰、学习曲线短等优势，国内越来越多的中心已经开展机器人手术。

◎ 什么是我们最为期待的手术结果

根治性前列腺切除术的目的是彻底清除肿瘤，术后手术切缘没有肿瘤残留，同时保留控尿功能，尽可能地保留勃起功能。就目前的技术条件来看，微创手术的效果要优于开放手术，其中机器人手术更为精细的操作可以在完整切除肿瘤的同时，更好的保留局部组织、缩短手术时间、减少术中失血，更容易达到术者和患者期待的治疗效果。

◎ 手术前患者需要做什么准备

无论是患者还是家属都要在生理、心理、社会等多个方面做准备。前列腺癌好发于老年患者，这部分人群往往还有其他慢性病需要长期服药，有些药物可能会影响手术，需要提前停药并用短效的药物替代。而对于存在高血压和糖尿病的患者，则要酌情调整药物。心理方面，患者及家属要做到正确认识前列腺癌，及时疏导焦虑情绪。对于术后的恢复过程，患者及家属应该与术者进行充分的沟通，做好积极的准备。

◎ 根治性前列腺切除术后尿失禁了怎么办

术中把膀胱和尿道之间的前列腺切掉了，剩下的组织结构，或者说"把门人"力量不够，憋不住尿，这是尿失禁的最常见原因。这种情况下多采取保守治疗，主要包括盆底肌训练、生物反馈、药物治疗等。盆底肌肉运动是指

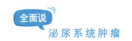
患者有意识地进行以肛提肌为主的盆底肌肉自主收缩。加强盆底肌功能和增加逼尿肌的稳定性是治疗尿失禁的主要途径。

生物反馈电刺激也是一种治疗术后尿失禁的有效方法。生物反馈是指借助有关仪器监测人体通常觉察不到的生理活动过程，如盆底肌肉的肌电活动，并将这些生理活动信息转化为听觉和视觉信号反馈给患者，使其了解自身发生的生理变化，并依据这些变化逐渐学会对这种生理活动加以随意控制的一种技术。而电刺激则是通过脉冲电流刺激诱发盆底肌收缩进行治疗。生物反馈电刺激治疗的最终目标是使患者脱离生物反馈设备的辅助而达到有效的盆底肌肉训练。

◎ 根治性前列腺切除术对性功能的影响有多大

我们在平时提到的性功能主要是指勃起功能，而和手术相关的勃起功能障碍是由多种因素引起，如年龄、术前性功能情况、伴随疾病（如糖尿病、高血压等慢性病）等。实际上，无论哪种术式均无法避免术后出现勃起功能障碍。

除了上面提到的一些患者的基础疾病外，与手术相关的勃起功能障碍主要和支配阴茎海绵体勃起的神经、血管术中是否损伤相关。支配阴茎勃起的阴茎海绵体神经位于前列腺后外侧，属于神经血管束（NVB）中的小神经丛，是手术中最主要的保护结构，直接影响到患者术后的勃起功能。

根据神经血管束的解剖位置情况，术者会在术中尽量保留它。对肿瘤没有侵犯前列腺包膜的早期局限性前列腺癌患者来说，有机会在完整切除肿瘤的同时保留双侧或单侧神经血管束，以保留患者术后阴茎勃起功能。

当然，我们在前面也提到了，勃起功能不仅和手术相关，还和其他情况有关系。即使术中保留神经血管束，术后仍有可能出现勃起功能障碍。

术后如果发现患者勃起功能障碍时，可以通过多种方式进行阴茎康复，如小剂量 5 型磷酸二酯酶（PDE5）抑制药、真空负压吸引装置、低强度体外冲击波疗法等，也可以考虑行阴茎假体置入。

◎ 根治性前列腺切除术后的生活方面要注意什么

根治性前列腺切除术后除了注意可能出现的并发症之外，患者最需要进行的是心理康复。还要对术后的康复保持乐观的心态，以健康的心理积极配合医师的康复指导。

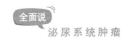

由于前列腺癌患者术后可能会进行内分泌治疗，加上老年患者居多，户外活动少，需要关注的另一个健康问题就是骨质疏松，主要表现为骨组织微细结构破坏，骨脆性增加、易骨折等。良好的饮食习惯和运动对于延缓骨质疏松的发生、防止骨折具有积极的作用。目前推荐的骨质疏松症预防运动方案有力量训练、慢跑和行走。

保持健康的生活方式也很重要，如不吸烟、不饮酒。坚持适当的体育运动，但是要注意安全保护，防止"跌跤"，注意饮食的营养搭配，加强钙质的摄入，补充蛋白质。戒除烟酒等不良嗜好、增加户外活动、充足的日光照射可以在体内合成足量的维生素，有助于钙的吸收。

（瓦斯里江·瓦哈甫　编

张　勇　郝文哲　宋　刚　邢念增　审）

二、尿路上皮癌外科治疗

膀胱癌是泌尿系统常见的恶性肿瘤之一。2020 年全球癌症统计数据显示，膀胱癌的发病率位居恶性肿瘤的第 9 位，男性发病率约为女性的 4 倍，死亡率位居恶性肿瘤的第 13 位，其中男性死亡率为 3.2/10 万，女性死亡率为 0.9/10 万。

经尿道膀胱肿瘤切除术（TUR-BT）既是非肌层浸润性膀胱癌的标准治疗方式，也是重要诊断方法。经尿道膀胱肿瘤切除术的两个目的：①切除肉眼可见的全部肿瘤；②切除肿瘤组织进行病理分级、分期。肿瘤完全切除的方式包括分块切除（包括肿瘤、膀胱壁基底及切除区域边缘）或整块切除（用单极或双极电切、铥激光或钬激光整块切除肿瘤是可行的，96%～100% 的患者切除标本中有逼尿肌）。如果肿瘤较小（＜1cm），可以将肿瘤与其基底的部分膀胱壁一起切除送病理检查；如果肿瘤较大，则行分块切除，先切除肿瘤的突起部分、然后切除肿瘤的基底部分，

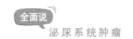

切除直至露出正常的膀胱壁肌层,标本中需包含膀胱肌层成分。在所有可见肿瘤被切除完毕后,应用电切环多切一片基底组织或用活检钳钳取小块基底组织送病理检查。经尿道膀胱肿瘤切除术时尽量避免烧灼,以减少对标本组织的破坏。门诊膀胱镜检查时发现的复发小 Ta/G_1 肿瘤可选择直接电灼治疗,能减轻治疗负担,目前尚无前瞻性比较研究来评估肿瘤的预后。若非肌层浸润性膀胱癌患者存在以下高危情况:多发及反复复发高级别肿瘤、高级别 T_1 期肿瘤;高级别肿瘤伴有原位癌、淋巴血管浸润、微乳头肿瘤或卡介苗膀胱灌注失败的患者,推荐行根治性膀胱切除术。对不接受膀胱切除的患者可选择同步放化疗或经尿道膀胱肿瘤切除术 + 卡介苗膀胱灌注。

根治性膀胱切除术同时行盆腔淋巴结清扫术,是肌层浸润性膀胱癌的标准治疗方案。研究证实术前新辅助化疗联合根治性膀胱切除,可进一步提高膀胱尿路上皮癌患者的生存率。根治性膀胱切除术可以分为开放手术和腹腔镜手术两种,腹腔镜手术包括常规腹腔镜手术和机器人辅助腹腔镜手术。腹腔镜手术具有失血量少、副损伤小、术后疼痛轻、恢复快的优点。机器人辅助腹腔镜根治性膀胱切除术更精细和更有利于手术操作。根治性膀胱切除术属于高风险的手术,围术期并发症为 28%～64%,围术期的死亡率为 2.5%～2.7%。根治性膀胱切除时应同期行永久性尿流改道手术，对年老体弱不能耐受较大手术或因肿瘤引起肾功能严重受损的患者，应先行尿流改道手术，再择期行根治性膀胱切除手术。尿流改道术尚无标准治疗方案。手术方式的选择需要根据患者的具体情况，如年龄、伴发疾病等，并结合患者的要求及术者经验认真选择。保护肾功能、提高患者生活质量是治疗的最终目标。现多采用在腹腔镜下行膀胱切除术后通过小切口在腹腔外行尿流改道术。膀胱癌患者接受根治性膀胱切除术和尿流改道术后必须进行长期随访，随访重点包括肿瘤复发和与尿流改道相关的并发症。

上尿路尿路上皮癌是一种相对少见的泌尿系统恶性肿瘤。一方面由于上尿路尿路上皮癌发病率低、相关研究较少，另一方面由于上尿路尿路上皮癌与膀胱癌有着共同的形态和组织学外观，所以目前上尿路尿路上皮癌的诊断和治疗常参照膀胱癌方案执行。首先，上尿路和下尿路的尿路上皮细胞来自不同的胚层，决定了各自的解剖位置和功能不一样；其次，与膀胱癌相比，上尿路尿路上皮癌发病率低，但临床分期高，恶性表型明显，临床治疗反应差异大；最后，随着二代测序技术的出现使我们认识到上尿路尿路上皮癌和膀胱癌之间存在明显的分子差异。不能把膀

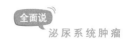

胱癌的管理治疗方案直接套用于上尿路尿路上皮癌。本文就既往上尿路尿路上皮癌诊断和治疗过程中存在的分歧及目前现状进行总结，以供临床参考。

术前是否需要行输尿管镜检和活检受膀胱肿瘤的影响，通过输尿管镜取得活检明确病理诊断之后再行根治性手术是目前大多数泌尿外科医生习惯的上尿路尿路上皮癌诊治顺序。通过镜检可以明确肿瘤的外观、大小、位置并对可疑病变进行活检。但在行根治性手术前是否必须行输尿管镜检查明确病理诊断一直存在很大争议，因为①输尿管镜检查为有创性检查，本身存在一定的风险，如麻醉和尿源性感染风险；②术中输尿管损伤或腔内压力控制不当会造成肿瘤播散；③镜检之后输尿管周围组织渗出水肿，后期行根治性手术难度增加；④术前输尿管镜检及活检均会导致术后膀胱肿瘤复发比例增加；⑤与膀胱癌不同，由于上尿路固有的解剖学特点和技术上的局限性，输尿管镜下的活检无法获得足够的组织标本准确评估上尿路输尿管壁浸润深度，可能出现低估肿瘤分级和分期情况，从而影响手术方案的制订。因此，根治性手术前常规行输尿管镜检查明确病理诊断并不是必需的，对于临床诊断比较明确的病例，在与患者及家属充分沟通后直接行根治性手术是一个较优的选择；而对于影像学检查不典型的病例，术前行诊断性输尿管镜检和活检对于疾病明确诊断很有意义。

◎ 手术方式的选择

欧洲泌尿外科指南对上尿路尿路上皮癌患者进行了风险分层，将同时具备肿瘤单发、肿瘤直径＜2cm、细胞学或活检病理提示低级别、影像学检查为非肌层浸润性肿瘤的患者划分为低危上尿路尿路上皮癌；将有肾积水、肿瘤多发、肿瘤直径≥2cm、细胞学或活检病理提示高级别、既往存在高级别膀胱肿瘤病史、合并有尿路上皮癌以外病理类型的患者划分为高危上尿路尿路上皮癌。通过风险分层可以明确哪些患者可能在保留肾单位的治疗中获益。

① 什么情况下行保留肾单位手术

目前认为，对于低危上尿路尿路上皮癌，无论对侧肾功能如何均可考虑行保留肾单位手术。若高危患者行保留肾单位手术术后肿瘤复发率较高，应在充分术前评估的前提下积极与患者及家属沟通，密切随访。对于有严重合并症不能耐受根治性手术或独肾行根治性手术后需要完全依赖血液透析治疗的这类特殊患者，也可以考虑行保留肾单位手术。

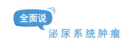

保留肾单位的手术方式目前主要有输尿管镜或经皮肾镜下的内镜手术切除和输尿管节段性切除。内镜下激光消融或电切方式切除肿瘤类似于经尿道膀胱肿瘤切除术，术后需要密切随访，必要时早期二次手术切除。低危肾盂肿瘤尤其是肿瘤位于肾下盏经自然腔道逆行处理相对困难时，可考虑行经皮肾穿刺手术。节段输尿管切除术为肿瘤分期、分级提供了足够的病理标本及切缘，保留肾单位的同时可以进行淋巴结清扫。近端 2/3 的输尿管节段切除比远端输尿管节段切除的手术失败率高，全输尿管切除术伴回肠输尿管替代术仅适用于必须行肾保留手术且肿瘤风险较低的特殊病例。

② 根治性手术及术中是否需要行淋巴结清扫

不论肿瘤位置，患侧肾单位、全段输尿管和膀胱袖状切除（RNU）是高危上尿路尿路上皮癌标准的根治性手术方法。在严格遵循无瘤原则的前提下，腹腔镜手术或机器人辅助的腹腔镜手术与开放手术相比具有相同的手术效果，但对于非器官局限的上尿路尿路上皮癌，开放手术较腔镜手术效果更好。

淋巴结清扫在明确肿瘤分期中的作用毋庸置疑，但在改善预后中的作用由于前瞻性研究较少一直存在分歧。在手术时 1/4 以上局部晚期患者及 1/3 以上高级别病变患者已经存在淋巴结转移。淋巴结是上尿路尿路上皮癌的首位转移途径，转移风险随着肿瘤分期的进展而增加。目前普遍认为分期 ≥T_2 的患者应行淋巴结清扫，肿瘤位于肾盂及输尿管上段应行同侧肾门淋巴结、腹主动脉旁淋巴结或下腔静脉旁淋巴结清扫，肿瘤位于输尿管下段应行同侧髂血管淋巴结清扫。标准的淋巴结清扫可改善肌层浸润上尿路尿路上皮癌患者的预后，降低局部复发的风险。理论上 Ta 期和 T_1 期的患者淋巴结转移风险不到 1%，可以不行淋巴结清扫，但术前评估存在低估肿瘤分期可能。因此，所有计划行膀胱袖状切除的患者都应行标准淋巴结清扫。

（杨飞亚　编　　张　勇　郝文哲　宋　刚　邢念增　审）

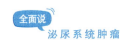

三、肾癌外科治疗

肾癌又称肾细胞癌，高发年龄为 40—65 岁，男性多于女性。肾癌并不少见，近年来发病率呈逐年上升的趋势，已居我国人群肿瘤发病率的前十位，临床上也经常见到患肾脏肿瘤的青少年。肾癌以外科手术为主，转移性肾癌（晚期）以内科及综合治疗为主。目前，肾癌常见的术式有肾根治性切除术和肾部分切除术。以下我们主要介绍肾癌的常见术式。

◎ 肾根治性切除术

1963 年 Robson 等建立了根治性肾切除术（RN）的基本原则，并确立了根治性肾切除术作为局限性肾癌外科治疗的"金标准"。经典的根治性肾切除术的切除范围包括患肾、肾周筋膜、肾周脂肪、同侧肾上腺、从膈肌脚到腹主动脉分叉处淋巴结，以及髂血管分叉以上输尿管。当前观念已发生变化，不推荐术中常规行肾上腺切除和区域淋巴结清扫。这种手术方式适用于肿瘤体积较大或肿瘤位于肾脏中心、靠近大血管等无法行部分切除的患者。可行开放性手术或腹腔镜下微创手术，前者是大切口，一般要 30cm 左右，肉眼直视下手术切除肾脏及肿瘤；而后者通过充气建立手术空间，在腹腔镜下经过放大直视下处理血管，把肾脏切除，而后从与肾脏差不多大小的切口把肿瘤取出。近年来还出现了机器人手术，这其实可以归类于腹腔镜手术。根治性肾切除术后，约 20% 的患者会出现术后并发症，手术死亡率约 2%。充分的术前准备、避免术中低血压、适当补充血液和体液、术后呼吸训练、早期活动等均可减少这些并发症的发生。在手术过程中应经常检查有无胃肠道损伤，如有撕裂伤必须修补并引流。根治性肾切除术后可能会出现出血，表现为疼痛、出现休克体征、腹部或腰部肿胀，以及切口或引流处有血液流出。患者应根据需要进行输血和补液。大多数情况下，最好的方法是重新打开切口，清除血肿，修补出血部位。

◎ 肾部分切除

　　根治性肾切除术后患者仅剩一侧肾脏，可能会增加慢

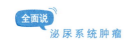
性肾功能不全和透析的风险。对于局限性肾癌患者，临床分期为 T_{1a} 的肾癌患者，推荐行保留肾单位手术（NSS）。对于 T_{1b} 期甚至 T_2 期，也可考虑行保留肾单位手术。对于肾部分切除术的可行性，肿瘤过大或位置过深，会增加肾脏手术时的热缺血时间，而且术后出血和漏尿的并发症风险也随之上升。目前，对于肾癌的手术治疗方式还存在争议，尤其是对部分介于根治性切除与部分切除指征边缘的患者。实际上，在肾部分切除手术中，连同肿瘤周围部分的正常肾组织一起切除，经术后病理验证未见残留肿瘤组织，可保证肾肿瘤切除干净。与传统肾根治手术相比，部分切除术可以保留患肾，同时大多数部分切除术都可以在腹腔镜下进行，小切口取出切除组织，创伤较根治术明显减轻，所以对于符合条件的肾癌患者，肾部分切除术已经成为当今手术的一种趋势。

◎ 保留肾单位手术并发症及处理

① 出血

术中出现明显出血，主要原因是肾动脉阻断不全、肾脏异位动脉未阻断等，因此术前血管成像判断肾动脉分支和异位肾血管，术中强调完全阻断肾动脉。术中出血，微创手术时可以提高气腹压力、在原动脉阻断附近加用阻断夹子、寻找并阻断异位动脉，必要时改为开放手术或者行根治性肾切除。开放手术术中出血，可以用无损伤血管钳再次阻断肾动脉、动静脉同时阻断或缝合创面的出血位点止血。术后出血主要原因是术中集合系统和肾段动脉开放，又未完全缝合关闭，导致动脉出血至集合系统或肾脏周围。术后出血如局限于腹膜后，可能为自限性，也可以引起肉眼血尿。术后出血早期可以采取严密观察，卧床休息，连续观察血红蛋白和血细胞比容，随时监测生命体征和必要时输血。血管造影有助于确定肾段动脉活动性出血，并可通过血管内栓塞控制出血。严重的顽固性出血可能需要二次手术探查，寻找出血原因，并结扎活动性出血的血管或切除肾脏等。

② 漏尿

往往在肾集合系统愈合后消失。如出现持续性引流时，多提示尿瘘形成。通过检测引流液中的肌酐水平，或者向血管内注射靛胭脂后观察引流液中是否出现染色，可以进一步明确。当尿路引流无明显梗阻时，大多数尿瘘可以自愈。当存在明显的肾积水或持续性尿外漏时，需放置输尿管支架。少数需二次手术闭合瘘管或切除肾脏。

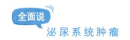
③ 肾功能不全

功能性或解剖性孤立性肾患者肾部分切除容易出现不同程度的肾功能不全。导致肾功能不全的原因是术中肾缺血，以及切除病变组织附近的部分正常肾组织。这种肾功能不全一般比较轻微，通过维持适当的水和电解质平衡可自愈。严重的肾功能不全需行临时或长期血液透析，并在术前告知患者这种风险。

随着腹腔镜手术技术的熟练，手术时间会明显缩短，切除的彻底程度则可达到与开放手术完全相同。达·芬奇机器人的问世，使得腹腔镜手术最难的手术环节，即腔内缝合重建被大大简化。这项进步使得腹腔镜肾部分切除术的几个手术关键步骤变得更容易掌握，学习曲线更快。

◎ 转移性肾癌

外科减瘤术应在有效的全身治疗基础上进行。对低危险因素且体能状态良好的患者应行减瘤性肾切除术。目前实施减瘤性肾切除术较适用于一般情况良好（ECOG 评分＜2 分）、无或轻微相关症状，转移负荷低、手术能显著降低肿瘤负荷的转移性肾癌患者。此外，对肾肿瘤引起严重血尿或疼痛的患者，可行姑息性肾切除术或肾动脉栓塞。合并脑转移者预后差，通常不建议全身治疗前接受减瘤性肾切除。对孤立性转移瘤，若患者的行为状态良好，可手术切除转移灶。肺是肾癌最常见的转移部位，单发肺转移或转移灶位于一叶肺，手术切除可能有助于延长患者的生存期。骨也是肾癌常见的转移部位，外科手术可用于切除转移灶，或者预防和治疗骨相关事件。对原发病灶已切除或可切除，且只有单一骨转移的患者，应进行积极的外科治疗。承重骨伴有骨折风险的患者首选外科治疗，应进行预防性内固定，避免骨相关事件的出现。

◎ 肾癌伴静脉癌栓

肾癌伴静脉癌栓（简称癌栓）发生率为 4%～10%，约 1% 的癌栓可达右心房。根治性肾切除联合静脉癌栓取出术是肾癌伴腔静脉癌栓的首选治疗方案，未发生转移的患者接受手术治疗后 5 年肿瘤特异性生存率为 40%～65%。开放手术是该类患者的常用术式。随着手术机器人普及和治疗经验的积累，机器人肾癌伴静脉癌栓切除术将成为该类疾病的主要治疗方式。

（陈　东　编　　张　勇　郝文哲　宋　刚　邢念增　审）

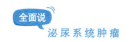

四、阴茎癌和睾丸癌外科治疗

◎ 阴茎癌外科治疗

阴茎癌是发生于男性生殖系统的一种恶性肿瘤，最常见的发病年龄为 50—70 岁。早期诊断对于预后至关重要。

阴茎癌的癌前病变主要包括阴茎乳头状瘤、阴茎黏膜白斑、鲍温病、红斑增生病、阴茎角等。这些病变在早期处理相对简单，但如果长期不处理，在慢性刺激下可能会发生恶变。

阴茎癌的早期症状主要包括局部肿块、疼痛、溃疡和出血等，晚期会出现腹股沟、盆腔的淋巴结肿大。①局部肿块或结节：阴茎癌患者可能会出现局部肿块或结节，通常位于包皮内板、冠状沟附近等隐蔽位置。这些肿块或结节质地坚硬，表面可能呈菜花状或溃疡性改变，会有分泌物、出血甚至有恶臭。②疼痛和瘙痒：部分患者可能会感到疼痛或瘙痒。③淋巴结转移症状：如果阴茎癌发生淋巴结转移，患者可能会出现腹股沟部位的淋巴结肿大，质地较硬，活动度差，可伴有压痛感。

手术是治疗阴茎癌的主要方法，被视为"金标准"。手术的具体方式选择取决于多种因素，包括肿瘤的分级、分期，患者的年龄及是否存在腹股沟淋巴结转移，包括保留阴茎手术、全阴茎切除术、髂/腹股沟淋巴清扫术等。

早期阴茎癌有保留器官的可能：Tis 期、Ta 期和部分 T_1 期的阴茎癌患者适用于保留阴茎的治疗方法。如病变局限在包皮，可做包皮环切术。如癌前病变、原位癌、局限于包皮或阴茎头部的小肿瘤且无深部浸润、无淋巴结转移，可行激光治疗、局部放疗或局部切除。保留器官的手术要求患者有很高的依从性，术后需进行严密随访。阴茎癌的莫氏手术是一种特殊的手术治疗方式，它结合了显微外科技术和冰冻活检技术，旨在彻底切除肿瘤并尽可能保留正常组织。

阴茎部分切除术：T_1 期局限于阴茎且无腹股沟淋巴结转移的阴茎癌可行阴茎部分切除术，这种手术方式旨在保留阴茎的功能和长度。近期研究表明，对于大多数局部肿瘤而言，手术切缘在几毫米内即可，建议术中冰冻切片以获得阴性的手术切缘，最大限度地保留器官。

阴茎全切术：肿瘤侵犯阴茎达 1/2 以上长度或低分化阴

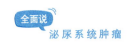

茎癌，或者病灶位于阴茎根部，或者浸润深达尿道和阴茎海绵体的患者，需行阴茎全切术，这是局部晚期阴茎癌患者的标准治疗方式。在手术后，患者需要接受尿流改道手术以重建排尿功能。

盆腔/腹股沟淋巴清扫术：阴茎癌的淋巴结是否转移，转移范围与预后高度相关。对于有腹股沟淋巴结转移的阴茎癌患者，淋巴结清扫手术是有效的治疗方法。目前对于 Tis 期、Ta 期和 T_1G_1（低危）期患者，阴茎癌腹股沟淋巴结的转移可能性较低，若影像学未见肿大淋巴结，建议长期随访；对于 $T_1G_2N_0$（中危）的阴茎癌患者，若影像学见肿大淋巴结，推荐行动态前哨淋巴结活检或穿刺活检术，若结果为阳性，则继续行双侧腹股沟淋巴结清扫术；对于 T_1G_3（高危）或 T_2 期以上的腹股沟触诊阴性患者，建议行双侧腹股沟淋巴结清扫术，若发现腹股沟≥2 个淋巴结阳性或 pN_3 期，需行同侧盆腔淋巴结清扫术。

◎ 睾丸肿瘤外科治疗

睾丸肿瘤是指发生在睾丸组织中的肿瘤，睾丸肿瘤的早期症状不明显，随着病情的发展，患者可能出现睾丸肿胀、疼痛、质地变硬等症状，抽血化验会出现肿瘤标志物升高（如 AFP、HCG、LDH 等）。

外科治疗睾丸肿瘤的原则是彻底切除肿瘤病灶，同时保留患者的性功能和生育功能。

早期睾丸肿瘤患者是外科治疗的首选对象。对于部分晚期患者，如果肿瘤尚未侵犯周围组织或发生远处转移，也可考虑进行外科治疗。此外，对于一些特殊类型的睾丸肿瘤，如精原细胞瘤等，外科治疗也具有重要的治疗地位。

① 根治性睾丸切除术

这是治疗睾丸肿瘤最常用的手术方式之一，高位睾丸切除是标准术式。在腹股沟区域切开，小心分离精索，单独结扎精索及睾丸动脉。精索被分离后，在腹股沟管内环水平上方切断睾丸鞘膜，将睾丸游离至阴囊内，并充分显露睾丸，然后完整切除整个患侧睾丸及其附属结构，包括附睾和精索。腹膜后淋巴结清扫术：睾丸肿瘤的腹膜后淋巴结清扫是一种重要的外科治疗手段。淋巴结转移风险高的患者，如肿瘤侵犯精索或附睾等情况，也可能需要进行腹膜后淋巴结清扫。

② 睾丸部分切除术

对于部分早期且肿瘤较小的精原细胞瘤患者，以及睾

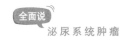

丸的良性肿瘤，可以考虑进行睾丸部分切除术，主要用于保留患者的睾丸功能和生育能力。手术过程中，医生会仅切除肿瘤病灶及其周围部分正常组织，保留患者的部分睾丸功能。然而，由于睾丸肿瘤的恶性程度较高，睾丸部分切除术的适用范围相对较窄，需要医生根据患者的具体情况进行严格评估。

（李亚健　编　　张　勇　郝文哲　宋　刚　邢念增　审）

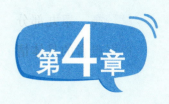

泌尿系统肿瘤内科治疗

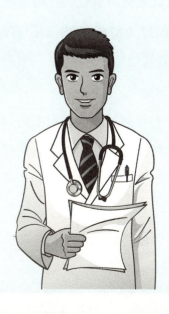

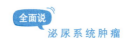

一、前列腺癌内科治疗

◎ 内分泌治疗

前列腺肿瘤细胞的生长依赖于雄激素，如果失去男性体内雄激素的支持，那么前列腺癌细胞将迅速凋亡失活坏死，降低患者体内肿瘤负荷。

因此去除或抑制雄激素活性成为前列腺癌治疗的主要手段，这种手段称为雄激素剥夺治疗（ADT）。内分泌治疗主要包括去除雄激素和抑制雄激素活性治疗方法。

什么是雄激素剥夺治疗？

雄激素剥夺治疗是使雄激素不与前列腺癌细胞上的雄激素受体结合，避免雄激素受体被激活，从而抑制前列腺癌的进展。这些药物主要分为以下两类：去势治疗和抗雄激素治疗。

去势治疗也叫去雄激素治疗，就是通过手术切除能分泌雄性激素的器官（睾丸和肾上腺）或应用药物抑制雄性激素的分泌，从而达到降低体内雄激素浓度的目的。其中，去势治疗又分为手术去势（双侧睾丸切除术）和药物去势。

药物去势包括促性腺激素释放激素（LHRH）激动药与阻滞药。促性腺激素释放激素类似物（LHRH 激动药）是一种促性腺激素释放激素的合成类似物。当促性腺激素释放激素激动药导致短期人体内的睾酮激增，并引起初始急性反应。但在促性腺激素释放激素激动药治疗大约 1 周后，将引起促性腺激素释放激素受体的下调，从而继发性抑制垂体黄体生成素的分泌和睾酮的产生。在使用促性腺激素释放激素激动药 2~4 周后，人体内的睾酮将会达到去势水平。

需要注意的是，对于伴有严重尿道梗阻及疼痛性脊椎转移的前列腺癌患者，治疗前应先进行抗雄激素药物治疗。

促性腺激素释放激素类似物代表药物包括戈舍瑞林、亮丙瑞林、曲普瑞林等。

促性腺激素释放激素拮抗药能够立即降低黄体生成素、卵泡刺激素和睾酮等激素水平，而没有促性腺激素释放激素激动药在使用早期使睾酮激增的现象。代表药物为地加瑞克。

传统抗雄激素治疗包括甾体抗雄激素药物和非甾体抗

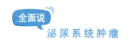

雄激素药物。甾体类抗雄激素药物除了有阻断雄激素受体的作用外，还有抑制垂体分泌黄体生成素起到药物去势的作用。代表药物醋酸环丙孕酮还能抑制肾上腺雄激素的分泌，首个获得美国食品药品管理局批准的抗雄激素药物，也已在我国上市。

非甾体类抗雄激素药物：通过雄激素受体抑制药与雄激素竞争雄激素受体，抑制雄激素与靶器官的结合。第一代的代表药物有比卡鲁胺、氟他胺和尼鲁米特。

目前内分泌治疗已经是前列腺癌药物治疗的基础。临床上大部分病情相对较晚，存在局部进展或远处转移，以及没有办法通过手术或放疗方式达到根治效果的患者，都可以采用基础内分泌方案进行治疗。一些已经接受新型内分泌药物治疗或化疗的患者，治疗期间也仍然需要继续坚持基础内分泌治疗。

◎ 新型内分泌治疗药物

对于具有多发转移灶的前列腺癌患者，在治疗过程中常常会发现病情出现进展，提示基础内分泌治疗已不足以控制肿瘤细胞。针对这种情况，需要应用加强版的，新型内分泌治疗药物。此类药物根据发挥作用的机制不同，分为以下两种。

雄激素合成抑制药：在阻断睾丸合成雄激素的同时，对肾上腺及前列腺癌细胞合成的雄激素也有同样的抑制效果。但这类药物在发挥作用的同时，可能会导致药物性醛固酮增多症，因此需配合泼尼松或泼尼松龙治疗。代表药物是阿比特龙，可以在原来内分泌治疗的基础上，把患者体内的雄激素水平降到一个更低的水平。

雄激素受体拮抗药：此类药物发挥作用的机制不同，新型抗雄激素药物选择性雄激素拮抗药，能与雄激素受体结合，抑制活化雄激素受体的核转运。主要药物有恩杂鲁胺、阿帕他胺和达罗他胺，这类药物使体内残余的微量雄激素无法与肿瘤细胞结合，不能发挥作用。目前临床上对于已接受基础内分泌治疗，但病情出现进展的患者，或者是诊断时就存在多发骨转移灶甚至是内脏转移的患者，会积极应用新型内分泌药物进行治疗。

ARCHES 和 ENZAMET 研究提示，新型抗雄激素药物恩杂鲁胺联合雄激素剥夺治疗转移性激素敏感性前列腺癌可有效延长总生存时间。TITAN 研究显示，阿帕他胺联合雄激素剥夺治疗可有效延长转移性激素敏感性前列腺癌患者的总生存时间。因此 CSCO 指南将含有恩杂鲁胺或阿帕他胺或达罗他胺的联合治疗方案，列为转移性激素敏感性

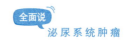

前列腺癌的 1 级推荐。对于非转移性去势抵抗性前列腺癌，前列腺特异性抗原倍增时间（PSADT）的治疗≤10 个月，CSCO 指南将恩杂鲁胺、阿帕他胺、达罗他胺单药治疗列为 1 级推荐。

◎ 化学治疗

对于已进入激素抵抗性前列腺癌阶段，联合新型内分泌治疗无效的，或者治疗期间病情仍持续进展的前列腺癌患者，以多西他赛为基础的化疗，是目前的一线治疗选择。此外近年来一些新的化疗药物的出现也为这部分患者的治疗带来了希望。

米托蒽醌属于 Ⅱ 型 DNA 拓扑异构酶抑制药。紫杉烷类药物如多西他赛与卡巴他赛，阻碍癌细胞有丝分裂，最终诱导其凋亡，达到抗肿瘤的效果。铂类药物通过进入肿瘤细胞与 DNA 形成 Pt-DNA 加合物，从而介导肿瘤细胞坏死或凋亡。以铂类为基础的化疗方案可应用于单纯神经内分泌或小细胞癌的去势抵抗前列腺癌患者。

◎ 靶向药物治疗

靶向药物通过干扰肿瘤各个过程中的特定分子从而抑制或阻断肿瘤进展的药物。目前，前列腺癌的靶向治疗包括细胞靶向治疗，雄激素受体信号通路靶向治疗、肿瘤血管内皮生长靶向治疗。

PARP 抑制药通过抑制肿瘤细胞 DNA 损伤修复、促进肿瘤细胞发生凋亡，从而可增强放疗，以及烷化剂和铂类药物化疗的疗效。*BRCA* 基因缺陷是 PARP 抑制药发挥作用的因素。对 *BRCA* 基因突变的肿瘤细胞，使用 PARP 抑制药可形成协同致死性，导致肿瘤细胞死亡。代表药物：奥拉帕利、卢卡帕尼。

◎ 免疫治疗

近年来，免疫检查点抑制药在各类癌种的应用越来越广泛。但在前列腺癌中的应用效果还待进一步的论证。

PD-1，即程序性死亡受体 1，是一种重要的免疫抑制分子。当 PD-1 被激活，就会启动一系列连锁反应，抑制 T 细胞活性。目前 PD-1 免疫疗法已被批准为前列腺癌患者的一线治疗。NCCN 指南建议针对错配修复缺陷及微卫星高

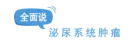

度不稳定的前列腺癌患者可以考虑 PD-1 抑制药。这类药物最具代表性的就是 K 药（帕博利珠单抗）。目前有研究机构展开了 K 药与 PARP 抑制药、多烯紫杉醇、雄激素剥夺疗法、恩杂鲁胺与雄激素剥夺疗法的多项联合疗法。遗憾的是，这些联合疗法的临床试验都没有得到有意义的结果。

CTLA-4，即细胞毒性 T 淋巴细胞相关蛋白 4，是 T 细胞上的一种跨膜受体，CTLA-4 通过与抗原细胞表面的受体结合，从而起到开关作用，终止免疫反应。而 CTLA-4 抑制药通过抑制 CTLA-4 分子，能使 T 细胞大量增殖来攻击肿瘤细胞。代表药物：伊匹单抗。在针对转移性去势抵抗性前列腺癌患者的两项Ⅲ期研究中，伊匹单抗其都未能显示出总生存期的改善。

随着新型免疫治疗药物的发现及进一步研究，相信在不久的将来，免疫治疗有望成为前列腺癌治愈的首选方案。

◎ 前列腺癌疫苗

Sipuleucel-T（Provenge）是首个被美国食品药品管理局批准用于无症状或轻微症状去势抵抗性前列腺癌的肿瘤疫苗，但是尚未在我国上市。

骨转移放射性药物：这类药物进入体内后，可选择性浓聚于肿瘤细胞代谢异常的区域，通过释放出的 α 射线或 β 射线直接杀伤肿瘤细胞。代表药物为氯化镭 –223（α 射线）。

◎ 骨转移其他相关药物

双膦酸盐类药物可通过抑制破骨细胞活性，改善骨转移患者症状，减少或推迟骨相关事件。在最新研究中，RANKL 抑制药可显著减少或消除破骨细胞样肿瘤相关巨细胞，被视为精准的骨靶向药物。双膦酸盐类代表药物为唑来膦酸、伊班膦酸钠、阿仑膦酸钠等。骨靶向药物为地舒单抗。

针对前列腺癌的治疗方法较多，早期发现，早期治疗可以保证好的疗效。如果疾病在诊断时已进展到中、晚期，目前仍有多种药物可供这些患者选择，且选择范围在不断扩大。大部分患者可以在主诊医师的指导下，根据临床指标、基因检测结果及体能状态情况，选择适合的治疗方案，改善预后。

（温　力　编　　叶雄俊　郝文哲　宋　刚　邢念增　审）

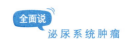
二、尿路上皮癌内科治疗

尿路上皮癌内科治疗在尿路上皮癌治疗过程中占据很重要的地位。

◎ 辅助化疗和新辅助化疗

辅助化疗和新辅助化疗是两种不同的治疗方式。辅助化疗通常在手术后进行，目的是清除体内可能残留的癌细胞，降低肿瘤复发或转移的风险。新辅助化疗则是在手术前进行的化疗，目的是缩小肿瘤的体积，使手术更容易实施，并可能改善手术后的治疗效果，减少手术后的化疗和放疗次数。

◎ 尿路上皮癌的内科治疗方式

尿路上皮癌的内科治疗主要包括化疗和免疫治疗等。

化疗是尿路上皮癌内科治疗的重要手段之一。常用的化疗药物包括顺铂、卡铂、吉西他滨等。

除了化疗，免疫治疗也是近年来尿路上皮癌内科治疗的热点之一。免疫治疗通过激活患者自身的免疫系统来攻击癌细胞。常用的免疫治疗药物包括 PD-1 抑制药、CTLA-4 抑制药等。

需要强调的是，患者应该积极配合医生的治疗方案，按时服药、定期检查，同时保持良好的生活习惯和心态，以提高治疗效果和生活质量。

◎ 哪些患者需要内科治疗

需要化疗的尿路上皮癌患者主要包括以下几类：肌层浸润性尿路上皮癌患者；高危非肌层浸润性尿路上皮癌患者；转移性尿路上皮癌患者。

此外，对于一些特殊类型的尿路上皮癌，如原位癌、低分化癌等，也需要根据患者的具体情况和医生的建议进行化疗。

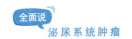

◎ 尿路上皮癌内科治疗方案有哪些

尿路上皮癌的化疗方案主要包括以下几种。常用的以顺铂为基础的化疗方案包括顺铂、吉西他滨和紫杉醇等。这些方案可以用于治疗肌层浸润性尿路上皮癌和转移性尿路上皮癌。以卡铂为基础的化疗方案：常用的卡铂方案包括卡铂、紫杉醇和多西他赛等。这些方案也可以用于治疗肌层浸润性尿路上皮癌和转移性尿路上皮癌。免疫治疗是近年来尿路上皮癌治疗的重要进展。常用的免疫治疗药物包括 PD-1 抑制药和 CTLA-4 抑制药等。

◎ 尿路上皮癌的化疗有哪些不良反应

尿路上皮癌的化疗主要会产生骨髓抑制及消化道反应等不良反应。骨髓抑制表现为白细胞降低、血小板降低、血红蛋白降低。消化道反应包括恶心、呕吐、食欲低下、便秘等。此外，肝、肾功能损害、脱发、皮疹等症状也可能出现。

◎ 尿路上皮癌免疫治疗主要的不良反应

尿路上皮癌免疫治疗常见的不良反应包括皮肤反应、眼毒性、消化系统反应等。

① 皮肤反应

皮肤不良反应多见于免疫治疗的患者，其中包括皮疹、瘙痒、皮肤干燥、斑丘疹等，严重时可能出现大疱性皮炎、剥脱性皮炎，甚至中毒性表皮坏死综合征和中毒性表皮坏死。

② 眼毒性

免疫治疗可能引起眼部疾病，如角膜炎、视力模糊、流泪增多、结膜炎及干眼症等。

③ 消化系统不良反应

消化道反应和肝毒性反应也是免疫治疗的常见不良反应，包括恶心、呕吐、纳差和腹泻等。

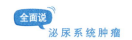
◎ 老年人是否能耐受化疗

老年患者可能存在一些合并症，如心脑血管疾病、肝肾功能不全等，这些疾病可能会增加化疗的风险。此外，老年患者的免疫功能可能较弱，容易感染并发生并发症。

在制订化疗方案时，医生需要考虑老年患者的生理特点和药物代谢特点，选择毒性低、易耐受的药物和剂量。同时，需要密切监测患者的身体状况和病情变化，及时调整治疗方案和护理措施。

总之，对于老年尿路上皮癌患者，化疗是一种可以考虑的治疗方式。但是，需要在医生的指导下进行评估和治疗。

◎ 化疗后如何评估是否有效

化疗后判断治疗是否有效通常需要进行一系列检查和评估。以下是一些常用的评估指标。

① 肿瘤标志物

通过检测血液或尿液中的肿瘤标志物水平，可以了解肿瘤是否对化疗敏感。

② 影像学检查

通过 B 超、CT、MRI 等影像学检查，可以观察肿瘤的大小、形态、密度等变化，从而评估化疗的效果。

③ 症状改善

如果患者的症状（如疼痛、咳嗽、呼吸困难等）得到明显改善，也说明化疗有效。

④ 生化指标

通过检测血液中的生化指标（如肝功能、肾功能、电解质等），可以了解患者的身体状况和化疗的不良反应，从而评估化疗的效果。

需要注意的是，具体评估方法应根据患者的具体情况和医生的建议进行选择。此外，评估化疗效果需要综合考虑多个因素。

尿路上皮癌内科治疗是一个复杂而多维度的领域，需要综合考虑患者的具体情况和医生的建议。希望本文能为您在治疗过程中提供有益的参考和指导。

（王明帅　编　　叶雄俊　郝文哲　宋　刚　邢念增　审）

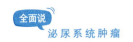

三、肾癌内科治疗

◎ 肾癌内科治疗适应人群

　　肾癌内科治疗适应人群包括：①局部晚期无法切除或转移性肾细胞癌患者的系统治疗；②局限高危肾癌术后的辅助治疗；③局限高危肾癌的术前新辅助治疗。

◎ 危险分层

　　晚期肾癌的预后风险模型有助于患者危险分层和治疗选择，目前常用的包括纪念斯隆－凯特琳癌症中心标准和国际转移性肾细胞癌数据库联盟标准（表 4-1）。纪念斯隆－凯特琳癌症中心评分建立在细胞因子时代，分为低危、中危和高危，相对应总生存期为 30 个月、14 个月和 5 个月。靶向治疗时代应用的国际转移性肾细胞癌数据库联盟评分中，低危、中危和高危患者中位总生存期分别为 35.3 个月、

16.6 个月和 5.4 个月。

表 4-1　晚期肾癌预后风险评估标准

分　类		纪念斯隆-凯特琳癌症中心标准	国际转移性肾细胞癌数据库联盟标准
危险因素	1	诊断到治疗的间隔时间<1 年	诊断到治疗的间隔时间<1 年
	2	卡式（Karnofsky）体能状态<80%	卡式（Karnofsky）体能状态<80%
	3	血清钙>正常指标上限	血清钙>正常指标上限
	4	血红蛋白<正常指标下限	血红蛋白<正常指标下限
	5	乳酸脱氢酶>正常指标上限 1.5 倍	中性粒细胞>正常指标上限
	6		血小板水平>正常指标上限
危险分组	低危组	0 个危险因素	0 个危险因素
	中危组	1～2 个危险因素	1～2 个危险因素
	高危组	3～5 个危险因素	3～6 个危险因素

◎ **药物分类及相关研究**

① 药物治疗原则

个体化治疗：依据病理类型分为透明及非透明细胞癌；一线治疗依据预后风险模型分为低危、中危和高危进行治

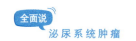
疗选择；后线治疗依据前线治疗方案进行治疗选择。

联合治疗：靶向药物＋免疫药物的联合通常具有更高的有效率。对于低危患者，尤其是高龄患者，靶向单药治疗具有较好的疗效及较低的不良反应，仍是此类患者较好的选择。

临床试验：参加临床试验是晚期肾癌患者的优先选项。

2 常用的靶向药物

培唑帕尼。推荐剂量：800mg，口服，每日1次；剂量调整：基线中度肝损伤，200mg，口服，每日1次。严重肝损伤患者不建议使用。

舒尼替尼。推荐剂量：50mg，口服，每日1次，服药4周，停药2周（4/2给药方案）；替换剂量：50mg，口服，每日1次，服药2周，停药2周（2/2给药方案）；剂量调整：转移性肾细胞癌，根据患者个体的安全性和耐受性，以12.5mg为梯度单位逐步调整剂量。每日最高剂量不超过75mg，最低剂量为25mg。

阿昔替尼。推荐剂量：推荐的起始剂量为5mg，口服，每日2次；剂量调整：建议根据患者安全性和耐受性的个体差异增加或降低剂量。

索拉非尼。推荐剂量：0.4g，口服，每日2次，应持续治疗直至患者不能临床受益或出现不可耐受的毒性反应；剂量调整：对于疑似不良反应的处理包括暂停或减少索拉非尼用量（减为每日 1 次或隔日 1 次，每次 0.4g）；对于疾病进展的患者可增量至 0.6g，口服，每日 2 次。

依维莫司属于 mTOR 抑制药，主要用于既往治疗失败的晚期肾细胞癌患者。推荐剂量：10mg，口服，每日 1 次。

其他可选择的靶向药物包括：卡博替尼、仑伐替尼、安罗替尼、替沃扎尼、厄洛替尼、替西罗莫司等。

③ 常用的免疫药物

帕博利珠单抗，俗称 K 药，基于 KEYNOTE-426 研究结果，美国食品药品管理局批准帕博利珠单抗（200mg，静脉滴注，每 3 周 1 次）联合阿昔替尼（5mg，每日 2 次.）用于晚期肾细胞癌的一线治疗。

纳武利尤单抗，俗称"O 药"，基于 CheckMate025 研究结果，纳武利尤单抗单药可用于晚期肾透明细胞癌的二线治疗。基于 CheckMate9ER 研究结果，纳武利尤单抗（240mg，静脉滴注，每 2 周 1 次）联合卡博替尼（40mg，口服，每日 1 次）已经获得美国食品药品管理局批准用于晚期肾透明细胞癌的一线治疗。基于 CheckMate214 研究结果，纳武利尤单抗与 CTLA-4 抑制药伊匹单抗的联合方案

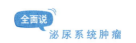

也获得美国食品药品管理局批准用于中高危晚期肾透明细胞癌的一线治疗。

④ 化疗

主要应用于集合管癌等特殊类型肾细胞癌的治疗。

⑤ 中医药治疗

中医药有助于促进肾癌术后机体功能恢复可以作为肾癌治疗的手段之一，常与其他抗肿瘤药物联合应用。

⑥ 支持治疗

对具有骨转移且肾功能正常的患者使用骨保护药，如双膦酸盐或地舒单抗等。

◎ 肾癌靶向药物治疗常见不良反应及管理

① 高血压

高血压是靶向药物治疗最常见的毒性反应之一，为血管内皮生长因子或血管内皮生长因子受体（VEGFR）抑制药共同的不良反应（表4-2）。开始靶向治疗前应评估患者的基线血压，对于原有高血压的患者治疗期间目标血压应控制在 140/90mmHg 以下。当高血压达到Ⅱ级以上或Ⅰ级伴有症状时，须用药物控制。降压药物最好选择血管紧张素转换酶抑制药。避免应用抑制 CYP3A4 的钙离子阻滞药。在治疗间隔期，要暂停或降低降压药剂量并严密监测血压。

表 4-2 肾癌靶向治疗的药物相关高血压分级

严重程度分级	临床特征
Ⅰ级	高血压前期（收缩压 120～139mmHg 或舒张压 80～89mmHg）
Ⅱ级	第一阶段高血压（收缩压 140～159mmHg 或舒张压 90～99mmHg）；需要医学干预；复发或持续性（＞24h）高血压，伴有症状的舒张压升高＞20mmHg，或血压＞140/90mmHg（既往血压正常者）；需要单药治疗
Ⅲ级	第二阶段高血压（收缩压≥160mmHg，舒张压≥100mmHg），需要医学干预，需要多种药物治疗
Ⅳ级	危及生命（如发生高血压危象），需紧急治疗
Ⅴ级	死亡

② 血液学毒性

常见的血液学毒性为中性粒细胞减少、血小板减少和贫血（表 4-3）。治疗前和治疗期间需定期监测血常规。若中性粒细胞减少≥Ⅰ级，应给予升白细胞药物直至升至正常水平为止。对于血小板减少，可采取常规升血小板治疗。患者出现头晕、视物模糊、气促或其他贫血症状时应予以

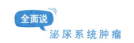

重视，必要时给予维生素 B_{12} 和铁剂。出现高于 I 级血液学毒性时需减少靶向药物剂量。出现 III / IV 级血液学毒性时应停药，直至血液学毒性降低至基线水平后再重新开始治疗。

表4-3　肾癌靶向治疗的血液学毒性分级

严重程度分级	中性粒细胞计数减少	血小板计数减少	贫　血
I 级	1.5×10^9/L 至正常值下限	75×10^9/L 至正常值下限	血红蛋白 100g/L 至正常值下限
II 级	$(1.0 \sim 1.5) \times 10^9$/L	$(50 \sim 75) \times 10^9$/L	血红蛋白 $80 \sim 100$g/L
III 级	$(0.5 \sim 1.0) \times 10^9$/L	$(25 \sim 50) \times 10^9$/L	血红蛋白 <80g/L
IV 级	$<0.5 \times 10^9$/L	$<25 \times 10^9$/L	危及生命，需要紧急治疗
V 级	—	—	死亡

3 手足综合征与皮肤毒性

　　手足综合征（HFS）通常表现为双侧掌跖皮疹，伴疼痛和感觉迟钝（表4-4）。通常出现于治疗开始后 3～8 周。症状出现时应立即干预，可采用含有 10% 尿素组分的油膏或乳液；如果出现过度角化，则使用含有 35%～40% 尿素的油膏进行去角质治疗。出现 II 级以上的症状可使用含 0.05% 氯倍他索软膏；若伴有疼痛，可使用局部镇痛药，如 2% 利多卡因。若出现严重症状，建议请皮肤科会诊。

当发生Ⅱ级以上的手足综合征时，可以考虑中断给药，直至症状严重程度缓解至低于Ⅰ级，减量或以相同的剂量重新开始治疗。

表 4-4　肾癌靶向治疗的手足综合征与皮肤毒性分级

严重程度分级	手足综合征	皮疹
Ⅰ级	无痛性轻微皮肤改变或皮肤炎症（如红斑、水肿和角化过度）	斑疹、丘疹或红斑，不伴有其他症状
Ⅱ级	痛性皮肤改变（如剥落、水疱、出血、水肿和角化过度），影响日常生活活动	斑疹、丘疹或红斑，不伴有其他症状，局部脱屑及皮损，累及<50% 体表面积
Ⅲ级	重度皮肤改变（剥落、水疱、出血、水肿和角化过度）伴疼痛、影响个人日常生活活动	全身性的红皮疹、斑疹、丘疹或疱疹、脱屑及皮损，累及>50% 体表面积
Ⅳ级	—	全身性的剥脱性、溃疡性或水疱性皮炎
Ⅴ级	—	死亡

④ 胃肠道不良反应

胃肠道不良反应通常表现为腹泻、恶心和呕吐（表 4-5），轻度腹泻可以补充电解质，发生重度腹泻应静脉输液和补充电解质，同时可用洛哌丁胺、地芬诺酯等药物。服用质子泵抑制药或 H_2 受体拮抗药可能有利于预防和恶心

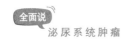

症状相似的消化不良，但患者在使用阿昔替尼时应避免服用此类药物。止吐治疗建议使用多巴胺拮抗药，如甲氧氯普胺或阿立必利。对于Ⅰ级和Ⅱ级胃肠道不良反应通常无须调整靶向药物剂量；在出现Ⅲ级和Ⅳ级不良反应时，应减量或停药。

表 4-5　肾癌靶向治疗的胃肠道不良反应分级

严重程度分级	腹　泻	恶　心	呕　吐
Ⅰ级	每天大便次数比基线增加<4次，与基线相比，造瘘口排出物轻度增加	食欲下降、饮食习惯无改变	24h内发作1~2次，间隔5min
Ⅱ级	每天大便次数比基线增加4~6次，静脉补液<24h，与基线相比，造瘘口排出物中度增加	经口摄食减少，体重无明显下降、脱水或营养不良	24h内发作3~5次，间隔5min
Ⅲ级	每天大便次数比基线增加7次，大便失禁，需要住院治疗。与基线相比，造瘘口排出物重度增加，影响患者个人日常生活活动	经口摄入能量和水分不足，需要鼻饲、全肠外营养或入院	24h内发作>6次，间隔5min，需要鼻饲、全肠外营养或入院
Ⅳ级	危及生命，需要紧急治疗	—	危及生命，需要紧急治疗
Ⅴ级	死亡	—	死亡

⑤ 甲状腺功能减退

靶向治疗患者中有 12%～19% 出现不同程度的甲状腺功能减退（表 4-6）。部分患者可能发生暂时性的甲状腺功能亢进，一般无须干预。在治疗初始时应对患者进行甲状腺功能检查，并且在靶向治疗期间密切监测甲状腺素及促甲状腺激素（TSH）变化。不伴症状的促甲状腺激素轻度升高，只需继续监测即可。对于 TSH＞10mU/L 或出现甲状腺功能减退临床症状的患者，需用甲状腺激素替代治疗。

表 4-6 肾癌靶向治疗的甲状腺功能减退分级

严重程度分级	临床特征
Ⅰ级	无症状、仅临床检查或诊断所见，无须治疗
Ⅱ级	有症状，影响日常生活活动，甲状腺激素替代治疗
Ⅲ级	严重，影响日常生活活动，需住院治疗
Ⅳ级	危及生命，需紧急治疗
Ⅴ级	死亡

⑥ 肝脏毒性

在使用培唑帕尼治疗时，应密切监测肝功能。对于肝功能损害患者，建议应用保肝药物，对于有可能出现肝脏损害的患者，在开始靶向治疗前要针对原发肝脏疾病积极治疗。

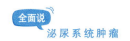

⑦ 间质性肺疾病（ILD）

在 mTOR 抑制药治疗期间尤其要注意合并间质性肺疾病和感染的情况。开始治疗前，应对有呼吸道症状的晚期肾癌患者进行评估，并定期监测肺部影像检查及肺功能。较轻的间质性肺疾病无须采取措施，密切监测即可。重症间质性肺疾病，应停止靶向药物治疗，并用激素冲击治疗。

⑧ 心脏毒性

血管内皮生长因子抑制药引起的心脏不良事件发生率为 2%～10%，表现为左室射血分数（LVEF）下降、心肌缺血等。对于无心脏危险因素的患者，应考虑进行基线左室射血分数检测。有心脏危险因素或近期发生过心血管不良事件的患者，应密切监测生命体征和左室射血分数。若发生充血性心力衰竭，应暂停靶向治疗；若未发生症状明显的充血性心力衰竭，但 LVEF＜50% 或较基线左室射血分数下降 20% 的患者，应减少靶向药物剂量或暂停治疗。既往有 QT 间期延长病史、服用抗心律失常药物、心动过缓、电解质异常等患者，应定期进行心电图检查和血钾、血镁检测。

（韩苏军　编　　叶雄俊　郝文哲　宋　刚　邢念增　审）

四、阴茎癌和睾丸癌内科治疗

◎ 阴茎癌的内科治疗

　　化疗主要用于晚期阴茎癌。单独化疗对阴茎癌的治疗效果并不理想，所以多用于术后辅助治疗和联合治疗。常用的化疗药有氟尿嘧啶（5-FU）、博来霉素（BLM）、长春新碱（VCR）、顺铂（PDD）、多柔比星（ADM）、甲氨蝶呤（MTX）等。

◎ 化疗的适应证和禁忌证

① 化疗的适应证

　　阴茎癌化疗治疗适用于可以配合局部手术治疗的早期患者；晚期不能或不宜手术治疗或放射治疗的患者；肝、肾功能均正常者。通过化疗可以使肿瘤降期降级从而获得手术机会的患者可行新辅助化疗。

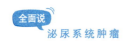
② 化疗的禁忌证

阴茎癌化疗治疗的禁忌证包括：早期病情较轻者，年老体衰或患有严重心、肺、肝、肾功能障碍者出现严重恶病质者，周围血象偏低、白细胞计数 $<4.0 \times 10^9/L$、血小板计数 $<50.0 \times 10^9/L$、有严重贫血或出血倾向者。

◎ 化疗方案

① 单药化疗

氟尿嘧啶软膏：为5%的软膏，外涂于局部，每日1～2次。适宜在早期应用。

博来霉素：成人每次20mg，肌内注射或静脉注射，每周2～3次，300～600mg为一疗程。主要不良反应为发热、肺纤维化及胃肠道反应。

顺铂：成人每次20mg，静脉滴注，连用5天，每3周1次，共用4个疗程。主要不良反应为胃肠道反应及肾毒性。

氟尿嘧啶：成人每次500mg，静脉注射，每周2次；或者750mg，静脉滴注，每周1次。8～12g为1个疗程。主要不良反应为骨髓抑制及胃肠道反应。

② 联合化疗

CBP 方案：环磷酰胺 + 博来霉素 + 顺铂。

FAMP 方案：氟尿嘧啶 + 多柔比星 + 丝裂霉素 + 顺铂。

VBM 方案：长春新碱 + 博来霉素 + 甲氨蝶呤。主要不良反应。长春新碱：脱发、神经毒性。博来霉素：黏膜炎、肺炎。甲氨蝶呤：骨髓抑制（最低点出现于 7～14 天）、黏膜炎、恶心呕吐。

PE 方案：顺铂 + 氟尿嘧啶。主要不良反应。顺铂：骨髓抑制（最低点出现于 18～23 天）、肾毒性、神经毒性、耳毒性、严重的恶心呕吐。氟尿嘧啶：骨髓抑制（最低点出现于 7～14 天）、黏膜炎、皮炎。

MPB 方案：甲氨蝶呤 + 亚叶酸 + 顺铂 + 博来霉素。

PMB 方案：顺铂 + 甲氨蝶呤 + 博来霉素。

◎ 并发症及处理

① 骨髓抑制

骨髓抑制首先出现的症状一般为白细胞减少，然后出现血小板减少。处理方式包括：减量或停药；预防和治疗感染；口服各种升白细胞药物，成分输血或输新鲜血；输入白蛋白、血浆。短期血小板显著降低，可用小剂量皮质

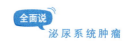

激素治疗，并给予止血药以防出血，可注射血小板生成素尽快使血小板恢复。

② 胃肠道不良反应

目前以 5-HT3 受体拮抗药止吐效果最佳。

③ 心脏不良反应

蒽环类是最常见引起心脏毒性的药物之一。临床所见，轻者无症状，重者出现心肌损伤、心包炎等。心脏毒性与药物的积蓄量有密切关系，因此，目前推荐多柔比星的累积总剂量不超过 $550mg/m^2$。主要处理方式包括：限制蒽环类药物总剂量；应用可降低蒽环类心脏毒性的药物，如维生素 E、辅酶 Q_{10}、ATP、乙酰半胱氨酸等；出现心脏毒性时，化疗药物就减量或停药。

④ 肺不良反应

肺不良反应包括间质性肺炎、过敏性肺炎、肺水肿、肺纤维化。处理：限制有关药物总量，肺功能不良、有慢性肺疾病及曾接受过胸部放疗的患者慎用或禁用有关药物；用药期间密切观察肺部症状及 X 线改变，定期做血气及肺功能检查，一旦出现肺毒性应及时停药，给予皮质类固醇、抗生素、维生素类等药物治疗。

⑤ 肝不良反应

肝不良反应包括血清转氨酶、胆红素升高、肝脂肪变和肝纤维化等。处理：化疗前后检测肝功能，出现肝损害时应减量或停药，给予保肝药物及能量合剂治疗。

⑥ 泌尿系统不良反应

泌尿系统不良反应包括化疗药物引起的肾毒性和化学性膀胱炎。肾毒性：顺铂最易引起肾毒性，临床上表现为无症状性血肌酐升高或轻度蛋白尿，甚至少尿、无尿、急性肾衰竭。化学性膀胱炎：主要药物有环磷酰胺、异环磷酰胺、喜树碱。临床上表现为尿频尿急、尿痛及血尿。主要处理方式包括：化疗期间多饮水，使用顺铂时应保证足够的输液量，大剂量顺铂时则需强烈水化措施；使用异环磷酰胺时用美司钠防治膀胱炎。

⑦ 皮肤不良反应

皮肤不良反应包括脱发、皮疹、瘙痒、皮炎、色素沉着等。化疗所致脱发为可逆性，通常在停药后 1～2 个月头发开始再生。通过头皮止血带或冰帽局部降温防止药物循

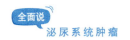

环到毛囊可起到预防脱发的作用。

8 神经反应

化疗药物的主要毒性反应为末梢神经炎。神经毒性通常是可逆性的，除了停药和等候神经功能恢复外，目前尚缺乏有效的治疗。

总体而言，化疗对于有远处转移的阴茎癌患者是有效的，但通常难以达到治愈目的，并且维持时间较短。因此，需要进行手术及可行的放射治疗以达到治疗目的。目前化疗主要应用于以下 3 个方面：阴茎癌的新辅助治疗；作为综合治疗中的一部分；作为姑息性治疗的一种选择方案。

◎ 睾丸肿瘤的内科治疗

近年来，化疗在睾丸肿瘤治疗中的地位已经得到广泛肯定。以顺铂为基础的联合化疗已成为转移性睾丸癌化疗的标准方案。

◎ 常用的化疗药物

顺铂（DDP）为第一代铂类抗肿瘤药，是治疗睾丸生殖细胞瘤的主要药物。主要不良反应是消化道反应、肾毒性及听力减退。

卡铂（CBP）为第 2 代铂类抗肿瘤药。其消化道反应、肾毒性及耳毒性均较低，但骨髓抑制明显，为剂量限制性毒性。卡铂一般不推荐用于转移性睾丸肿瘤患者，而推荐用于 I 期精原细胞瘤患者的辅助化疗。

奥沙利铂（OXA）为第 3 代铂类抗肿瘤药。其作用与顺铂相似，但是不良反应低，具有一定的血液毒性，消化道反应及末梢神经炎，肾脏毒性低。

博来霉素（BLM）又称争光霉素，国产平阳霉素与之相似。特别应注意的不良反应为肺间质纤维化，老年和肺功能低下者慎用。其他主要不良反应为过敏性休克样反应及皮肤黏膜反应，如色素沉着、脱发等，其骨髓抑制及肝、肾损害轻微。

依托泊苷（VP-16）属干扰蛋白质合成的药物。为治疗睾丸生殖细胞瘤单一有效的药物，主要不良反应为骨髓抑制、消化道反应、脱发、大剂量引起肝、肾毒性，还可出现继发白血病。

长春碱（VBL）为植物类抗肿瘤药，属细胞周期特异性药物。主要不良反应为骨髓抑制、消化道反应、神经毒性、脱发。

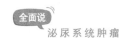

环磷酰胺（CTX）为破坏 DNA 结构和功能类的烷化剂，进入体内对各周期细胞均有杀伤作用。主要不良反应是骨髓抑制、消化道反应和胃肠道出血，特有的为化学性膀胱炎、脱发等。

异环磷酰胺（IFO）是结构上与环磷酰胺相似的烷化的氧氮磷环类药物，是治疗睾丸生殖细胞瘤单一有效的药物，异环磷酰胺单药治疗睾丸肿瘤，有效率为 46%～70%。主要不良反应为骨髓抑制、尿路毒性、胃肠道反应、神经毒性、脱发、免疫抑制和继发性肿瘤等。特别需要注意的是可引起出血性膀胱炎，发生率比环磷酰胺高。

多柔比星（ADM）属嵌入 DNA 干扰转录 RNA 类药中的蒽环类抗生素，属非周期特异性抗肿瘤药。不良反应为心脏毒性及骨髓抑制。

紫杉醇（TAX）可选择性促进微管蛋白的聚合并抑制其解聚，抑制肿瘤细胞的有丝分裂。适于二线用药，特别是对顺铂耐药、复发者有效。不良反应为血液性毒性、过敏反应、神经毒性。

吉西他滨（GEM）是类似于嘧啶的一种细胞周期特异性抗代谢药。主要作用于 DNA 合成期的肿瘤细胞。主要不良反应为骨髓抑制、消化道反应、无力、皮疹。

氮甲（N-F）一般每次 25～50mg，口服或静脉注射，每周 1 次。主要不良反应为消化道反应及骨髓抑制。

其他常用药物还有甲氨蝶呤（MTX）、羟基脲（HV）、长春新碱（VCR）、放线菌素 D（ACD）、普卡霉素（MTH）等。

◎ 常用的联合化疗方案

BEP 方案：博来霉素 + 依托泊苷 + 顺铂。

PVB 方案：顺铂 + 长春碱 + 博来霉素。

EP 方案：依托泊苷 + 顺铂。

VIP 方案：依托泊苷 + 顺铂 + 异环磷酰胺 + 美司钠（Mesna，用于预防异环磷酰胺所致的出血性膀胱炎）。

VeIP 方案：长春碱 + 异环磷酰胺 + 顺铂 + 美司钠。

TIP 方案：紫杉醇 + 异环磷酰胺 + 顺铂 + 美司钠。

GEMOX 方案：吉西他滨 + 奥沙利铂。

顺铂出现以前，常单独使用放线菌素，或者与甲氨蝶呤和苯丁酸氮芥联用治疗；采用长春新碱和博来霉素联合化疗的长期无肿瘤生存率为 25%。

PVB 方案自 1974 年使用以来，几经修改，直到现在仍被广泛应用。

VP-16 是对睾丸肿瘤治疗有效的药物，将其引入联合化疗方案中，取得了较好的疗效。1978 年开始用 EP 方案

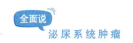
作为 PVB 方案治疗失败后的解救治疗。4 周期 BEP 方案治疗组完全缓解率高于 4 周期 PVB 方案治疗组（83% vs. 74%）。同时，神经肌肉毒性的不良反应在 BEP 方案治疗组中明显减少。1984 年后将 4 周期 BEP 方案作为治疗晚期睾丸肿瘤的一线方案。

化疗广泛应用于睾丸生殖细胞肿瘤各期的治疗，尤其在晚期睾丸生殖细胞肿瘤的治疗中占主要地位。

1997 年国际生殖细胞癌联合组织制订了国际生殖细胞预后分类系统，将转移性生殖细胞瘤分为预后良好、预后中等和预后不良三组。其中血清肿瘤标志物指标为睾丸切除术后的水平，纯精原细胞瘤无预后不良分类。

◎ 预后良好的生殖细胞肿瘤

由于睾丸肿瘤对化疗的高度敏感性，对于早期及预后较好的睾丸生殖细胞肿瘤，其治疗策略选择在维持高治愈率的同时，逐渐将重点放在降低治疗负担及并发症上。对于预后良好的转移性患者，3 个周期的 BEP 方案已成为标准的治疗方案。

◎ 预后不良的生殖细胞肿瘤

预后不良的高危患者的治疗目标是提高达到完全缓解患者的比例，改善生存期同时实现治疗副作用的可耐受。目前，对于预后不良的转移性患者，标准治疗为 4 个周期的 BEP 方案化疗。

◎ 化疗后复发患者的挽救治疗

针对接受以顺铂为基础的联合化疗中出现肿瘤进展的患者，挽救性化疗中不应再使用含顺铂的方案。但若顺铂联合化疗有效，在化疗结束后出现肿瘤进展的患者，顺铂可能仍然是有效的，可以考虑在挽救治疗方案中应用顺铂加一个以前未用过的有效药物。目前，对于一线化疗失败患者多采用含有异环磷酰胺及顺铂的挽救性化疗方案，包括 4 个周期的 VeIP 方案、4 个周期的 TIP 方案和 4 个周期的 VIP 方案。

（鲁　力　编　叶雄俊　郝文哲　宋　刚　邢念增　审）

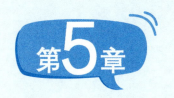

泌尿系统肿瘤放射治疗

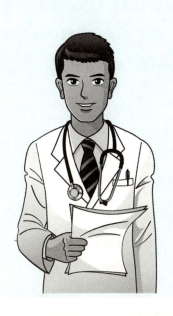

　　发现了恶性肿瘤怎么办？可能大多数人的第一反应就是要看外科尽快手术，其实癌症的治疗有多种治疗手段，包括手术、放疗、药物治疗等。下面主要介绍放疗及常见泌尿系统肿瘤的放疗怎么做。

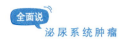
一、放射治疗概述

◎ 什么是放疗

放疗就是使用不同种类的放射线治疗肿瘤，根据使用的射线来源不同又分为外照射和内照射。外照射因其便捷、无创而在临床中应用最为广泛；内照射因为射线的射程很短，所以适应证有限或需要与外照射联合使用，但是单纯内照射对外周组织的损伤较小，不过由于是有创操作及放射源的管理等因素，因此在临床中使用面相对狭窄。

◎ 放疗的分类

根据放疗的计划设计模式及实现形式，可以分为早年的二维对穿照射、近代的三维适形放疗（3DCRT），以及现代的逆向调强放疗［简称 IMRT，其中也包括了出光会更快的容积旋转调强放疗（VMAT）]。

根据放疗每次剂量的不同，又可以分为常规分割的放疗（单次剂量 1.8～2Gy）、中等剂量分割的放疗（单次剂量 2～5Gy），以及大分割放疗（单次剂量≥5Gy）。

根据放疗的目的和实施时机的不同，又可以分为根治性放疗、术前放疗、术后放疗和姑息放疗。

◎ 放疗的"敏感性"跟放疗的疗效有关系吗

① 什么叫"放疗敏感"

敏感与否指的是某个病种是不是在中等或偏低的放疗剂量时肿瘤会明显退缩或根治。大部分腺癌、肉瘤、肾癌等都可以算是放疗"不敏感"类型，或者是对常规分割的放疗不敏感，或者是受限于放疗剂量而导致单纯放疗无法治愈。

② "放疗不敏感"的病种为什么还需要做放疗

一个很重要的原因是，因为单纯手术效果不够彻底，即使是做很大的整块扩大切除。做放疗就是为了降低复发率，从而改善总生存率或降低二次手术的概率。

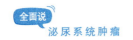

肉瘤术前放疗和术后放疗复发率差异都不大（手术标准、放疗标准的前提下），但是国际上依然提倡术前放疗，为什么？因为术前放疗的晚期反应轻很多。患者肿瘤治好了，会存活很久，所以生活质量一定是我们初诊就要考虑的首要因素。

另外一个原因是，某些肿瘤的分化和增殖特性导致它对常规分割的放疗不敏感，但是中等至大剂量分割的放疗却敏感，因此，我们目前在临床上对于这些患者多采用单次剂量很高的大分割放疗以求获得更好的疗效。

而对于某些首诊手术切除难度大的肿瘤来说，术前放疗就更是必需的了，完成完整切除的转化，帮手术清除掉亚临床病灶。

总之，肿瘤的治疗需要综合考虑治疗肿瘤和保留功能两方面。

◎ 放疗怎么做（这里仅以最常见的外照射为例）

① 模拟定位

需要先行 CT 和 MRI 检查，以获取患者的体内图像，整个过程约 10min。

② 勾画靶区

将定位 CT 和 MRI 融合后，部分照射区域，如单纯盆腔照射不需要 MRI 也可以。医生在这套图像上确定肿瘤位置，需要照射的范围，照射剂量，周围器官如何保护等。耗时 1～2 天。这里以前列腺癌患者为例。

③ 计划设计

然后由物理师来把医生的治疗方案转化为加速器上可以执行的方案。耗时 1～7 天，取决于计划的难易程度。

④ 计划验证和放疗实施

计划设计好后，医生会通知患者可以来治疗了。治疗时会采集一个配准的图像来看重复性。每次治疗时间几分钟到十几分钟不等。

数十年来，放疗的模式都是定位后做参考计划，加速器执行的是参考计划。放疗对整个流程的精度要求很高。精准放疗的实施依赖于医生对靶区的精准勾画、放疗计划的精准核准、摆位的精确和机器的精度等。最近几年新出现的磁共振加速器首次实现了自适应放疗，打破了传统的一个参考计划"定终身"的模式。自适应放疗即患者躺在治疗床上时，由医生和物理师在线实时勾画靶区、做计划，

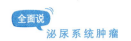
因此该靶区和计划可以随患者体位、器官的移动而实时调整，进一步提高了治疗精度，但是该过程耗时较长，且对团队的要求较高。

◎ 做放疗时或放疗后我身上带射线吗？会不会对家人有影响

如果拟采用外照射的技术，射线只存在于机器出光的时候，以及出光后非常短暂的存在于机房内部。由于机房的辐射安全要求及迷路设计等，在机房外及放疗中心各处，都是非常安全的。患者身上更是不可能带射线，所以与家人孩子相处不需要特殊注意。

如果拟采用的是内照射技术，则要看使用的是哪种放射性粒子及驻留方式。简单来说，后装技术插入放射源的方式在取出放射源之后患者身上也不带射线，但若是放射性粒子置入的手段则患者是带有一定辐射的，需要跟家属保持一定的安全距离。

◎ 放疗是否致癌

简单来说，有可能，但是概率极其低，整体概率约

1/1000，且多在放疗后 10～20 年以后才会出现。

GLOBOCAN 2020 发表的数据显示，全球男性和女性恶性肿瘤发病率分别为 22.6% 和 18.6%，死亡率分别为 12.6% 和 8.9%。而国家癌症中心 2022 年发表的最新数据也显示，年龄调整的恶性肿瘤发病率每年递增 1.4%。而在恶性肿瘤患者中，至少 40% 的患者在不同时间需要接受放疗以获得治愈可能，随着寡转移治疗模式的改进及全身治疗药物的推进，恶性肿瘤患者接受放疗的可能性会越来越大。但是，我们一般推荐患者做放疗的原因是患者至少有 15% 左右的获益，或者如果不做放疗患者复发后没有挽救治疗的机会。恶性肿瘤由于自身的生物学行为，综合治疗几乎是每一位患者必须采用的标准治疗，只有采用了综合治疗才有可能获得长期生存。在这种前提下，我们要做的是充分权衡利弊，给患者提供最大获益比的治疗模式。

（卢宁宁　编　　郝文哲　宋　刚　邢念增　审）

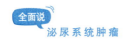

二、前列腺癌放射治疗

随着人们生活水平的提高和预期寿命的延长，前列腺癌的发病率也逐年升高，如果采用筛检的方式，应该有更多的前列腺癌患者。

◎ 哪些前列腺癌可以首选放疗

1. 前列腺癌的治疗原则需要根据分期、合并症情况来定。

2. 局限期的前列腺癌首选治疗手段有手术、放疗，某些患者需要合并内分泌治疗。放疗和手术疗效相同，但是并发症少见。

3. 出现了淋巴结转移的前列腺癌患者首选治疗是内分泌治疗联合放疗，放疗的加入可以明显提高疗效，提高患者的生存率。

4. 出现远处转移的前列腺癌患者首选治疗是内分泌治

疗，部分患者可以考虑联合原发灶放疗。部分患者如果符合寡转移（具体见下文）的定义，可以考虑联合转移灶放疗。

◎ 局限期前列腺癌接受根治性放疗有何优势

1. 不开刀，无出血和麻醉风险。因为外照射是主要的放疗模式，而外照射不需要麻醉或有创操作；而对于拟行内照射的患者，则也需要麻醉和穿刺。

2. 对性功能影响小。放疗即使是外照射虽然对这些影响性功能的血管和神经也有一些剂量，但是若采用精准的放疗技术可以更好地保护血管和神经，从而更好地保留性功能。

3. 无尿失禁风险。放疗不会损伤括约肌，不会引起尿失禁。

4. 不需住院。外照射放疗采用分次治疗的模式，患者不需住院。内照射由于是有创操作以及需要麻醉，一般至少留院观察1～2天。

5. 放疗期间可正常工作和生活。外照射的放疗不良反应很轻，大部分为1～2级，患者基本可耐受，对患者的工作和生活影响很小。

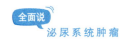

◎ 局限期前列腺癌如果先手术，哪些患者需要术后放疗

根治术后前列腺特异性抗原持续降不下来的。一般根治性手术后 6 周左右前列腺特异性抗原降到最低值，最低值的要求逐渐降低为 0.1ng/ml 甚至更低。大部分患者以 6 周为界是合适的。

在术前术后没有内分泌治疗的情况下，若前列腺特异性抗原从 <0.1ng/ml 升到 0.1～0.2ng/ml 时就应该尽快开始术床放疗，我们管这个叫早挽救放疗。早挽救的放疗并不会耽误患者，而且有大概 1/2 的患者可以免于放疗。但是一定要注意，在术前术后没做放疗前不能采用内分泌治疗。

◎ 什么样的转移可以称为寡转移

根据转移灶出现的时间可以分为：同时性转移（首诊出现远处转移）、异时性转移（首诊无转移，>3 个月后出现远处转移）和寡进展（全身治疗下大部分病变控制较好，部分病变进展）。

寡转移的数据定义目前没有确切的要求，一般以每个病灶都能安全的给予大分割放疗（根治剂量）为准，大多定义≤5 个，但是也有同时照射更多病灶的。

是否要求原发灶已切除：不是必需的，但是条件具备的话还是尽量对原发灶也做处理。

全身治疗有效的时间需要多长：目前这方面也没有具体的要求。从疾病角度讲，全身治疗有效的时间越长，转移灶能控制住的概率也越高。

◎ 前列腺癌放疗期间有哪些注意事项

注意营养均衡，但要少吃产气的食物。

注意保持大便通畅，每次放疗前要排空大便。

放疗期间可能会出现一些反应，但是往往较轻。有任何不适随时和医生沟通。

患者定位及每次放疗前，需要配合医生和技师进行适度的膀胱充盈，如果患者能很好地憋尿，可以降低膀胱受照射的体积和剂量，而且可以把大部分肠道都推到远离照射野从而降低肠道毒性。

◎ 前列腺癌放疗有哪些常见毒性

尿频、尿急等膀胱刺激症状，排尿困难等尿路梗阻症

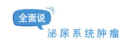

状，这些症状的严重程度取决于疾病的分期、放疗的精准度及患者的基线排尿状况。

大便次数增多、肛门排黏液等刺激症状多为一过性，使用相应的药物可以减轻或避免这些症状。

尽管有不同程度的放疗期间反应，但大部分反应是在放疗中后半程出现，且只要患者能配合排空大便和憋尿，多数反应较轻，这些急性反应基本都是一过性的，在放疗结束后1～2周基本会恢复到放疗前的水平。还有少数患者会在放疗后1～2年时出现晚期毒性，主要表现为少量的血尿或便血（概率很低），且多为一过性，如果出现后先看放疗科医生，确定为晚期反应的话可以口服止血药、多喝水，一般持续短时间后就会消失。另外，需要注意的是，少数患者放疗后在前列腺水平的直肠前壁会出现黏膜糜烂甚至破溃，这时如果做肠镜发现了黏膜糜烂不要轻易做活检。

◎ 转移性的前列腺癌何时加入放疗

如前所述，如果转移灶个数比较少（如少于5个），目前大部分研究者定义为寡转移，这部分患者既可以尽早接受原发灶的放疗，也建议尽早行全部转移灶的根治性放疗或手术。

对于更多转移灶的患者，原发灶的放疗至少可以改善局部出现症状的概率。

◎ 前列腺癌外照射放疗一疗程做多长时间及需要做几个疗程

目前多采用中等剂量分割的根治性放疗（20～25 次做完）或大分割根治性放疗（5 次做完）。当然，常规分割的放疗（35～40 次做完）也是标准治疗模式之一。通常会在正常器官能耐受的情况下给到最大/最佳的治疗剂量，所以只需要一疗程，但是这个疗程会根据单次剂量的不同而有长有短。

相比于只采用参考计划，在线勾画靶区/优化计划的自适应放疗具备更大的优势，不需植入金标、全程无创；可以实时修改靶区、使照射靶区和放疗计划与患者当时的情况完全吻合；可以实时监测动度，治疗更精准。

对于术后放疗，因为有吻合口的存在，我们会更担心大分割的晚期反应对吻合口狭窄和控尿的影响，所以现在仍是采用长疗程的常规分割为主。

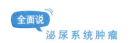

◎ 哪些患者可以选择根治性的自适应放疗

目前的自适应放疗是在磁共振加速器上实现的，也就是一台加速器上集成了一台 MRI 机器，因此，只有患者能做 MRI 才能选择自适应放疗；另外，自适应放疗刚出现，整个流程相对较长，需要 30～60min，此期间需要患者能配合憋尿并躺在治疗床上不动。

也许不久的将来自适应放疗时间会大幅缩短，更多患者可以受益该模式。

总之，前列腺癌作为一个整体预后较好的肿瘤，预后明显好于大多数常见恶性肿瘤，目前可选择的治疗方案较多，放疗在其中起着举足轻重的作用。

（卢宁宁　编　　郝文哲　宋　刚　邢念增　审）

三、尿路上皮癌放射治疗

◎ 膀胱癌的放射治疗

1.哪些患者可以接受保膀胱放疗。对于肌层浸润的膀胱癌，根治性全膀胱切除仍然是目前指南推荐的标准治疗。但是，对于部分高选择性的患者，是可以采用包括放疗、化疗、最大程度的电切在内的综合治疗以保留原位膀胱并获得长期无病生存的。

因为绝大部分膀胱尿路上皮癌对化疗比较敏感，所以确诊后患者需要先进行最大程度的电切以减轻肿瘤负荷，如果患者能耐受化疗，这时医生会建议患者采取化疗 ± 免疫治疗等全身治疗，如果患者化疗后出现肿瘤明显退缩至不存在浸润癌，这时患者就有可能获得保留膀胱的机会；如果患者化疗后虽然肿瘤退缩但仍有浸润癌存在，但是患者非常希望能保留膀胱，可以做 40Gy 左右的放疗后再行诊

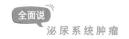

断性电切。

那么，除了上述用近期疗效来判断患者是否适合保留膀胱之外，还有其他一些指征是保留膀胱患者所需要具备的：单灶病变、肿瘤<7cm、无明确的肾积水、基线膀胱功能好等。

2.保膀胱放疗具体流程。需要患者适度的充盈膀胱。放疗前和放疗期间也是要少吃产气的食物，每次放疗前需要排空大便。

3.保膀胱放疗的不良反应。膀胱对放疗的耐受性较好，但是放疗期间依然会出现轻－中度的膀胱刺激症状。可以用相应的药物改善，大部分在放疗后1~2周会缓解，逐渐恢复到基线水平。直肠的刺激症状，与前列腺癌的放疗类似，但是会更轻更不明显。

4.保膀胱放疗后的疗效。对于符合上述高选择性条件的膀胱癌患者，接受综合治疗后5年保膀胱的概率为75%~80%。对于随访超过5年的患者来说，有15%~20%的患者会因为肿瘤的复发需要行挽救性的全膀胱切除术。因为既往做过放疗，挽救性全膀胱切除的手术风险略高于首诊全膀胱切除。

5.其他的膀胱癌是否需要做放疗。对于根治性全膀胱切除的患者，大部分不需要术后放疗，但是极少数分期晚、淋巴结转移个数多的患者也需要辅助放疗。对于肌层非浸润的膀胱癌，因为对放化疗相对不敏感，因此放疗不算标准治疗。出现远处转移的膀胱癌患者，如果符合寡转移的特点，可以考虑转移灶的大分割放疗；如果非常多发，可以对有症状的病变进行姑息放疗以减症。

◎ 其他尿路上皮癌的放射治疗

其他的尿路上皮癌包括发生于肾盂、输尿管等部位，手术是最主要的治疗手段，对于局部分期偏晚、淋巴结转移、切缘阳性或高级别的肿瘤，术后放疗也能降低局部区域的复发率。出现远处转移患者的放疗指征与膀胱癌类似。

（卢宁宁　编　　郝文哲　宋　刚　邢念增　审）

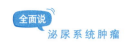
四、肾癌放射治疗

近些年的研究表明，大分割放疗治疗肾癌敏感性和疗效均较好，因此，放疗在肾癌中的应用越来越广泛。

◎ 原发灶的放疗

肾癌原发灶的首选治疗仍为以手术为主的治疗模式，对于无法手术或拒绝手术的患者，可以选择大分割放疗。

1.肾癌原发灶的大分割放疗怎么做。定位时需要考虑肾脏的活动度。医生会给患者采取一定的措施以保证放疗范围能够重复包括肾脏的活动而不脱靶。

应当采取足够大的分割剂量以保证足够的生物等效剂量。如果准备做原发灶的放疗，不能采用常规分割的方案，那样疗效不好。

单次肾脏的大分割放疗也会对肾脏功能有损伤。所以，如果基线已经出现肾功能很差的患者不适合做放疗。

2. 肾癌原发灶采用大分割放疗后的疗效。肾癌原发灶的放疗如果能给到足够的剂量，局部控制概率非常高。

3. 肾癌原发灶采用放疗后的随访注意事项

（1）原发灶疗效的评估：多为影像学检查，需要注意的是，肾癌放疗后未必会表现为肿瘤的明显退缩，也不一定会出现强化程度的减低，甚至部分患者还会出现强化程度的增加。

（2）肾功能的监测：包括尿常规和血生化测定尿素氮、肌酐等水平。

◎ **瘤栓的放疗**

肾癌非常容易出现肾静脉和下腔静脉的瘤栓。对于肾静脉瘤栓或低于膈肌水平的下腔静脉瘤栓，有经验的泌尿外科医生很容易在手术时一并取出。而超出这个水平的瘤栓，手术难度大大增加。大分割放疗对于瘤栓的控制也有非常好的疗效，对于不能手术的瘤栓可以尽早做放疗。

◎ **转移灶的放疗**

肾癌很容易出现各个部位的转移。对于转移性肾癌来

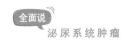

说，大分割放疗的优秀局部控制使得越来越多的患者接受了转移灶的放疗。

1. 肾癌寡转移的放疗怎么做。放疗如何实施主要取决于拟照射部位。例如，肺转移灶的放疗我们会采用一些措施控制肺的动度，如果患者能憋住气，可以采用呼吸门控的放疗；脑转移灶的放疗除了定位精准外，还需要配合磁共振图像的采集以更精确的勾画靶区；淋巴结转移的放疗根据部位及数目，等等。而寡转移病变的放疗分割方式也取决于病变的大小、部位，与周围正常器官的关系等。

2. 肾癌寡转移做放疗后的疗效。只要照射部位给到了根治剂量的大分割放疗，野内的控制率都在90%以上甚至更高。但颅内转移患者的生存率大概只有仅颅外转移患者的一半左右。

3. 寡转移的治疗是否可以只做放疗，答案是否。患者只要出现了转移，无论是"寡"还是"多"转移，首选治疗都是全身治疗。而由于药物治疗本身的短板，导致单纯药物治疗很难获得转移患者病变的长期控制，因此，早些加入寡转移灶的放疗可以改善转移灶的控制，从而明显提高患者的长期生存。

4. 寡转移灶都做了放疗之后是否还会出现其他转移灶。

这是有可能的，因为放疗不可能将全身都做照射。因此，患者需要持续的全身治疗，而且需要密切、定期的复查以早期发现其他转移灶从而有早期处理的机会。

（卢宁宁　编　　郝文哲　宋　刚　邢念增　审）

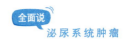

五、阴茎癌和睾丸肿瘤放射治疗

◎ 阴茎癌的放疗

随着卫生习惯的变好，阴茎癌的发病率是逐年下降的。但是，现在仍然有一定的发病率，多以中老年男性为主。

1.阴茎癌原发灶是否可以做放疗，简单来说可以。因为阴茎癌基本都是鳞癌，而鳞癌是放疗敏感的肿瘤。但是，即使是鳞癌也需要较高的放疗剂量以达到根治目的，而较高的剂量会出现比较严重的湿性反应（脱皮、破溃等），而阴茎这个部位又是很敏感的，另外，阴茎癌非常容易出现区域淋巴结转移，所以，国内多数中心可能首选的都是给患者做阴茎部分切除。如果患者有保留阴茎的需求，可以考虑行根治性放疗。

2.阴茎癌出现淋巴结转移是否可以做放疗。如果患者出现了区域淋巴结转移，首选治疗是手术和化疗，术后往往需要辅以放疗。

3.阴茎癌放疗期间的注意事项。原发灶的放疗主要是保护放疗野内的阴茎，阴茎癌放疗会引起较重的湿性反应，而阴茎处的位置温热潮湿，容易感染，这时需要患者尽可能地保持局部干燥，可以外用抗生素软膏，局部湿敷等。

区域淋巴结转移的放疗多在患者已接受腹股沟和（或）盆腔淋巴结清扫之后，多数患者此时已合并不同程度的下肢水肿。放疗中和放疗后最明显的毒副作用就是下肢水肿，这种水肿会在放疗后 1～2 年最重，后会慢慢减轻，但是也不可能恢复到放疗前的状态。经常性的按摩下肢，从下向上辅助淋巴回流会对减轻水肿有一定的帮助。除了水肿外，最常见的反应是腹股沟区域的皮肤反应，轻的会有色素沉着、发黑、毛囊炎等，这些多是一过性的，重的可能出现皮肤破溃、长期不愈合等。

4.阴茎癌放疗后的随诊需要注意定期复查，评估肿瘤控制情况，如不良反应的评估。观察水肿等不良反应的情况，给予患者一定的指导，减轻患者不适。

◎ 睾丸肿瘤的放疗

与阴茎癌一样，男性患者发现睾丸肿大后往往也会拖

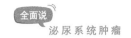

着不就医，导致延误诊断。而与阴茎癌不同，睾丸肿瘤尤其是生殖细胞肿瘤多发生于青年人。

鉴于年轻人多见，而睾丸肿瘤的治疗需要手术、化疗和放疗的不同组合，这些组合或多或少会对生育有影响，但是，越是早期的病变治疗的毒性越低。如果确定治疗模式会影响后续生育，在不影响治疗的前提下，需要尽早进行精子冻存。

1. 睾丸精原细胞瘤的放疗

（1）原发灶的放疗：有部分患者患有双侧睾丸肿瘤，可能一侧只做了部分的切除，如肿瘤的剜除，则术后可能需要行放疗。

（2）腹膜后淋巴结和盆腔淋巴结的放疗：因为腹膜后淋巴结是睾丸肿瘤的第一站淋巴结，因此仍然算区域淋巴结。

现在对于特别早（如Ⅰ期）的肿瘤，如果患者能配合及时到医院密切随诊，可以不做放疗，等到出现复发后及时做挽救的放化疗；但是，如果患者无法配合到医院密切随诊，则可以选择单药的化疗或者腹膜后较低剂量的放疗。

如果是到了Ⅱ期，则看亚分期，肿瘤负荷小的Ⅱ期可以做放疗，肿瘤负荷很大的Ⅱ期以及Ⅲ期或更高分期，那只能是以化疗为主了。

2.睾丸非精原细胞瘤的放疗。睾丸非精原细胞瘤的生殖细胞肿瘤的放疗与精原细胞瘤是类似的，Ⅰ期也是可以选择密切随诊，Ⅱ期及以上的病变都是以化疗为主。

3.睾丸肿瘤放疗期和放疗后的不良反应。从上文可以看出来，大部分睾丸生殖细胞肿瘤需要放疗的部位是腹膜后 ± 盆腔区域，因为剂量很小，所以急性和长期毒性也非常罕见。

4.睾丸肿瘤的随访和复查的注意事项。发生睾丸生殖细胞肿瘤的患者有比常人高的概率出现对侧睾丸受累，因此患者在随访时应注意睾丸的自诊。

除了自诊之外，按期到医院复查也很重要。一般 2 年内要每 3 个月复查 1 次，2～5 年要每半年复查 1 次，5 年以后要每年复查 1 次。

（卢宁宁　编　　郝文哲　宋　刚　邢念增　审）

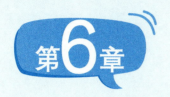

第6章

泌尿系统肿瘤护理和
随访

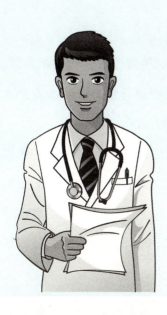

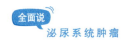

一、前列腺癌护理和随访

前列腺癌根治术是治疗早期前列腺癌的最重要手段之一。腹腔镜下前列腺切除术是泌尿外科复杂手术之一，术前术后均需要仔细的护理以保证手术成功的实施及患者顺利的康复。

◎ 术前护理

① 术前评估及护理准备

术前必须做好患者心、肺、脑等重要器官的功能评估，Braden 压疮危险因素评估、相关心理评估，检测患者手术禁忌，充分了解患者近期服用药物情况。

前列腺癌患者手术前需行肠道准备，建议患者进无渣半流饮食，可给予甲硝片 0.2g（每日 3 次）+左氧氟沙星 0.5mg（每日 1 次）抑制肠道菌，亦可应用聚乙二醇电解质散剂等导泻，术前常规禁食禁水，手术前行清洁灌肠，尽可能保证肠道清洁。

② 心理干预

对患者来讲，尤其对老年患者而言手术是一种重大应激，可能会影响患者的术前状态。术前耐心向患者及其家属讲解手术的目的、方法及术后恢复过程和预后等。

③ 改善睡眠

对过度焦虑严重影响睡眠的患者应提供安静环境以缓解患者压力，术前必要时可给予小剂量安定口服改善睡眠质量。

④ 指导有效咳痰

术前指导患者有效咳嗽，预防术后发生呛咳、肺部感染。两步咳痰法：首先进行 5～6 次深呼吸，深吸气后保持张口，然后浅咳将痰咳至咽喉部再迅速将痰咳出。

⑤ 指导提肛锻炼

术前指导患者练习收缩肛门运动以改善术后尿失禁程度。患者深吸气时收缩肛门，呼气时放松。每日锻炼 2 次，每次 15min，每次每组收缩 8s 放松 8s。

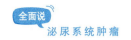
◎ 术后护理

1 生命体征监测

术后应严密监测生命体征的变化，同时注意保持呼吸道通畅。高龄患者各器官功能减退，需要注意控制血压血糖等。

2 术后各种导管护理

腹腔镜前列腺癌根治术患者术后应密切观察并保持各种管道通畅、固定。针对各种引流管路还要密切观察引流液的颜色及引流量并准确记录。加强会阴部及导尿管护理，每日消毒，将尿袋低于引流位置，预防逆行感染。恢复饮食后，鼓励患者多饮水增加尿量以冲洗尿路，防止感染及堵管。术后出现堵管及膀胱痉挛需及时对症处理。

3 一般护理及饮食指导

注意观察切口渗血及腹部胀气情况，对合并高血压或糖尿病患者应加强对血压或血糖的控制。肠道恢复后，可进流质饮食，给予易消化高蛋白、高热量、高维生素饮食逐步过渡至普食，嘱多饮水，多食蔬菜、水果。勿用力排便，并避免饮用牛奶、豆浆等易产气饮品。对有便秘的患者恢复饮食后可给予乳果糖等通便治疗，同时给予开塞露灌肠协助排便。鼓励患者早期下床活动，避免下肢静脉血栓形成。

④ 肺部感染

患者多为高龄患者，且部分伴有肺功能下降，术后卧床时间较长，注意协助咳痰，必要时给予雾化吸入防止肺部感染。

⑤ 血栓形成

高龄患者基础疾病多，容易导致下肢静脉血栓形成。嘱患者早下床活动，不能下床活动者要在床上活动下肢。术后早期导尿管妥善固定，若发现导尿管颜色红伴血块、不通畅及时通知医生冲洗。

⑥ 尿失禁

术后应指导患者进行盆底肌功能锻炼，做提肛动作，以增强括约肌的功能来增加盆底肌的支持力量。

◎ 随访

不同分期的前列腺癌患者经过治疗后进行定期复查和终身随访都是非常必要的。

前列腺癌患者术后要根据病理结果，及时与患者充分

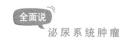

沟通，制订下一步治疗方案。术后定期复查，首次复查重点在于评估与治疗相关的并发症并协助患者应对相关不适。

前列腺癌治疗后应该规律复查，随访的内容包括肿瘤学评估、生活质量及心理学评估、治疗不良反应和并发症的评估。前列腺癌根治术后患者随访复查的最重要项目血清前列腺特异性抗原水平检测，根据病情，可考虑检查的项目包括骨扫描、腹部 CT/MRI、PET/CT 等。

血清前列腺特异性抗原检测是前列腺癌患者治疗后随访的最重要的检查项目之一。前列腺特异性抗原通常在第一年每 3 个月检测 1 次，直到 3 年每 6 个月检测 1 次，之后每年检测 1 次。前列腺根治术后随访不常规行直肠指检及超声引导下前列腺穿刺。接受雄激素剥夺治疗的患者随访的主要目的是评估治疗效果，监测治疗反应，及早发现不良反应。及时发现并治疗去势抵抗性前列腺癌。

开始雄激素剥夺治疗后，建议每 3~6 个月对患者进行 1 次评估。睾酮监测应为雄激素剥夺治疗后常规检测指标。接受药物去势的患者应达到去势睾酮水平（<20ng/dl），多数男性睾酮水平<50ng/dl。建议每 3~6 个月行睾酮水平评估，以确保维持去势水平（尤其是在药物去势期间）。如果睾酮未达到去势水平，需考虑换用另一种激动药或拮抗药，或者行睾丸切除术。在确认前列腺特异性抗原升高和（或）

临床进展的患者中，必须评估血清睾酮以确认去势抵抗状态。碱性磷酸酶常继发于骨转移和雄激素诱导的骨质疏松症。雄激素剥夺治疗会增加骨质疏松症的风险。在骨质疏松性骨折的情况下，必须使用骨保护剂。患者接受雄激素剥夺治疗时应定期监测维生素 D 和钙水平，必要时应及时补充。前列腺特异性抗原水平稳定的无症状患者一般不需要继续影像学检查。新出现骨痛症状的患者，需要有针对性的影像检查如骨扫描检查等。

当前列腺特异性抗原明显升高，提示去势抵抗性前列腺癌状态，需考虑调整治疗方案，建议通过骨扫描、MRI 或 CT 检查进行再分期。对转移性患者，最重要的是早期发现脊髓受压的早期症状、尿路并发症（输尿管梗阻、膀胱出口梗阻）或病理性骨折的早期症状和体征。

患者接受雄激素剥夺治疗后可出现抑郁、紧张、焦虑、易怒等精神改变，甚至出现轻度认知功能障碍，也可能出现性欲下降、勃起功能障碍、潮热、贫血、体重增加、骨质疏松等，影响患者生活质量。需向患者详细交代相关症状，了解前列腺癌的治疗效果及疾病发展状态。作为患者，要保持正确的心态，遵照医嘱，做到定期复查和终身随访。

（司占南　编　　管考鹏　郝文哲　宋　刚　邢念增　审）

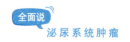

二、尿路上皮癌护理和随访

◎ 尿路上皮癌可以发生于人体的哪些部位

尿路上皮癌发生部位可见于肾盂、输尿管、膀胱和尿道。

◎ 膀胱镜、输尿管镜检查前需要做什么准备

检查前请您务必向医生说明患有其他疾病的情况，是否服用其他药物；向医生说明您的过敏史；如果是育龄女性已经怀孕需要向医生特别说明。做检查前医生会先了解血常规、传染病检测、出凝血功能、尿常规等检查结果。可能会要求您在检查前停用目前服用的药物。在您接受膀胱镜检查前可以正常饮食。

◎ 膀胱镜、输尿管镜具体是怎么操作

这两项检查常在膀胱镜室完成，患者需要仰卧在检查台，取膀胱截石位，医生会将液状或胶状的局麻药物注入尿道行局部尿道麻醉，之后会用膀胱硬镜或膀胱软镜进行膀胱检查，或者应用输尿管硬镜或输尿管软镜通过尿道插入膀胱至输尿管内进行检查。检查时需持续灌注生理盐水或注射用水。操作时间通常在5～10min。

◎ 膀胱镜或输尿管镜检查后有什么注意事项

膀胱镜或输尿管镜检查后患者的尿道在48h内排尿时可能会有不同程度的刺痛、灼热不适的感觉。会出现不同程度的血尿。多喝水可以减轻患者的疼痛和血尿。如果疼痛持续加重，出现体温升高或血尿加重有血块排出，您需要及时到医院做进一步的治疗。

◎ 镜检的结果很重要

镜检是后续检查和治疗的基础。医生在检查后会出具正式的报告，会及时与您或您的家属详细交代病情及检查

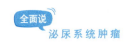

结果。如果镜检中进行了组织活检，病理结果可能需要一周左右。

◎ 膀胱灌注药物治疗

尿路上皮癌在做了手术后，多数患者需要进行膀胱灌注化疗或卡介苗灌注治疗。

◎ 膀胱灌注化疗的主要不良反应

总的来说，膀胱灌注治疗是安全的，不良反应多是轻微的。多数不良反应可自然好转。局部反应，如尿频、尿急、尿痛和血尿等，在停止灌注后可自行好转或消失。常见药物见表 6-1。

表 6-1　常见药物

药　物	羟喜树碱	表柔比星	吡柔比星	吉西他滨	丝裂霉素	卡介苗
保留时间	2h	1h	30～40min	1h	1h	2h

对于中危和高危的非肌层浸润性膀胱癌术后除进行 24h 即刻灌注化疗外，需进行后续的膀胱灌注化疗：术后第

1～2 个月，每周灌注 1 次，持续灌注 8 周，术后第 3～12 个月，每月灌注 1 次，持续灌注 8～10 次，完成 1 年的膀胱灌注化疗。或者进行术后卡介苗的诱导灌注＋维持灌注治疗。

◎ 术后疼痛

因为手术创伤，所以术后患者可能会有不同程度的疼痛。下图为疼痛评分表，0 分为无疼痛，10 分为极度疼痛，您可以根据自身情况评估目前疼痛评分，医护人员会根据评分情况给予相应处理（图 6-1）。

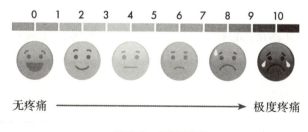

图 6-1 疼痛评分表

◎ 揭开尿流改道术的"面纱"

根治性膀胱切除后，为解决尿液排出体外的问题必须做尿流改道手术。常用的手术方式包括：回肠通道术、原

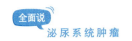
位新膀胱术及输尿管皮肤造口术等。

◎ 原位新膀胱好不好

原位膀胱对患者的外观几乎没有影响（无须皮肤造口或佩戴造口装置），而且患者能够通过尿道完成较为自然的排尿过程。如果要获得良好的长期疗效，术后患者的管理与手术操作同样重要。患者对于原位新膀胱是没有意识控制的，需要重新训练排尿。原位新膀胱在术后早期，容量较小，绝大部分患者都存在漏尿的情况。自主控尿一般需要通过几个月的训练后逐渐好转。

◎ 原位新膀胱术后怎么恢复自主排尿

患者可以通过训练外括约肌（可以理解为"阀门"）来达到控尿，排尿的时候需要放松外括约肌，同时收缩腹部肌肉加大腹压来压迫新膀胱辅助排尿。患者自行排尿的早期可以采用蹲位或坐位排尿，如果排尿通畅，男士可以试行站立排尿。排尿时要放松盆底肌，然后稍微增加腹压。排尿时，可能会导致放屁或大便排出，所以建议练习排尿最好是在坐便器上练习。因新膀胱没有原来膀胱的感觉功能，需要养成定时排尿的习惯。随着术后时间的延长，原位新膀胱的容量会逐渐增加，白天 2h 排尿 1 次，晚上要设闹钟每 3 小时排尿 1 次。患者必须锻炼延长排尿间隔从而使膀胱容积逐渐增加到 400～500ml 的理想容量，即使出现尿失禁也应该坚持。新膀胱引起的盐类丢失综合征如果程度较重时会引起低血容量，脱水和体重下降。因此在肾功能正常的情况下要确保术后每天 2000～3000ml 液体入量（包括水、饮料、汤等流质食物），同时还要增加患者饮食中盐的摄入。原位新膀胱术后患者的尿中会有一定量的絮状物，通常是原位新膀胱肠黏膜分泌物，肠道的黏液量会随着时间的延长而逐渐减少，而且很少引起尿路梗阻。但如果出现尿路感染和菌尿症需要积极处理。

◎ 原位新膀胱术后如何设置排尿间隔时间

通常以开始漏尿的时间为起点，排尿后开始计时，以 1～2h 为间隔，在此期间，患者需有意识地控制尿液排出，不断地训练，然后逐渐增加排尿间隔。每达到一个时间间隔，就在此基础上增加半小时的排尿间隔，然后继续训练，直到患者可以每隔 3～4h 排尿，排尿量为 400～500ml。

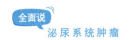

◎ 原位新膀胱术后晚上出现漏尿是否正常

绝大部分患者虽然获得了白天的控尿功能，但还是存在夜间漏尿的情况。建议睡前排尿，同时设置上床睡觉 3h 后的排尿提醒，如果此法 3 个月后仍存在让人苦恼的夜间漏尿，医生会给您辅助的口服药物治疗。

◎ 如不能将原位新膀胱尿液排空，如何做

如果患者自主不能排空新膀胱尿液，那需要学习间断"自我导尿"。患者需要自行准备一根尿管，从尿道口插入尿管排空新膀胱尿液。

◎ 回肠膀胱好不好

回肠膀胱是不可控尿流改道的首选术式。主要缺点是需腹壁造口、终身佩戴集尿袋。

◎ 回肠膀胱造瘘口对生活有什么影响

回肠膀胱造瘘对生活肯定有一些影响。通过注意以下

几点，可以把回肠膀胱造瘘对生活的影响降到最低。

① 衣着

平时衣着以柔软、宽松、舒适为宜。

② 饮食

回肠造口术后进食营养均衡饮食。平时注意多喝水，多吃新鲜水果和蔬菜，补充维生素 C 以提高小便酸性。

③ 睡眠

您可以在造口袋排放阀处接上引流袋，尿液便直接排放在引流袋内。

④ 沐浴

沐浴方式建议选择淋浴。带单 J 管期间患者需佩戴造口袋淋浴。回肠造口患者拔除单 J 管后可佩戴或不佩戴造口袋淋浴。取下造口用品淋浴时，水压勿过大，水温勿过高，避免喷头直接冲洗造口处。清洁造口周围皮肤时，清水即可，如造口周围皮肤无问题也可以使用肥皂或浴液，但需冲洗干净。切勿使用油性肥皂清洁及润肤乳涂抹造口周围皮肤。

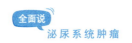
⑤ 活动

避免增加腹压的活动，以免出现造口旁疝。避免身体激烈碰撞、易造成造口损伤的运动。

游泳时应注意以下几点：使用防水胶带或纸胶带粘住造口底盘边缘作为保护皮肤的屏障；建议选择带有内衬的、连体的、有图案的较深色泳衣为佳；在下水前需排空造口袋内尿液；游泳时间避免过长，以免过度疲劳。

⑥ 工作

尽量避免重体力劳动。如需从事重体力劳动，可佩戴造口腹带支撑腹壁。

回归工作后应注意以下几点：准备一套造口更换用品及替换衣物以便不时之需；活动较多的工作应佩戴造口腹带。

◎ 膀胱癌做放疗或化疗能代替手术治疗

化疗或放疗主要作为膀胱癌的辅助性治疗。如果膀胱癌出现转移，全身化疗是此时的标准治疗。

◎ 膀胱、输尿管、肾盂肿瘤手术后复查

患者应定期进行膀胱镜检查以及时发现膀胱复发肿瘤。在术后 3 个月接受第一次复查，包括血液检查、膀胱镜或输尿管镜检查，根据病理必要时行 B 超、CT 和 MRI 检查。第一年每 3～6 个月复查 1 次，或者遵循医嘱复查。

◎ 根治性膀胱切除术后复查

根治性膀胱切除术后患者应该进行终身随访，随访内容包括体格检查、血液生化检查、胸腹盆部 CT 及超声检查，每 3～6 个月复查 1 次。

◎ 为什么会得尿路上皮癌

尿路上皮癌的发生是复杂和多因素的。吸烟和长期接触工业化学产品是明确的两大致病危险因素。其他可能的致病因素还包括慢性感染、长期滥用药物、长期饮用砷或氯含量高的水、饮用咖啡、食用人造甜味剂、长期使用染发剂等。

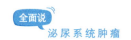

◎ 得了尿路上皮癌，在生活中应该注意什么

首先，养成良好的生活习惯，戒烟酒，均衡饮食，平衡营养，不挑食不偏食。避免大量摄入脂肪、胆固醇、油煎食物和红肉。长期饮用砷或氯含量高的水、咖啡、人造甜味剂，以及长期使用染发剂可能增加膀胱癌的患病危险。其次，尽量避免长期接触工业化学产品（或药物），镇痛药、环磷酰胺、马兜铃酸已经证实是上尿路尿路上皮癌致病因素。最后，要有良好的心态应对压力，注意要劳逸结合，不要过度疲劳，适当加强体育锻炼，增强体质。

（杨悦婷　编　　管考鹏　郝文哲　宋　刚　邢念增　审）

三、肾癌护理和随访：肾癌围术期护理

◎ 手术前准备

① 手术前患者需要准备什么

• 调整身心状态：调整生活方式，规律作息，加强营养，保持良好的心态，以最好的状态迎接手术。

• 控制好基础疾病：糖尿病、高血压患者需按要求进行定时监测，并配合医护人员进行调整。心脏病患者需保持良好的心脏功能状态。

• 呼吸道准备：抽烟患者需提前戒烟，以减少术后咳嗽、咳痰和肺部感染；练习腹式呼吸及有效咳嗽；痰多者可进行雾化吸入治疗以稀释并利于痰液咳出。

– 腹式呼吸：可在站立、坐或卧位时进行，闭唇由鼻深吸气，吸气时腹部鼓起，吸气量达到最大时短暂停顿，然后呼气，缩唇（嘴唇呈吹口哨状）缓慢将气体呼出，腹部尽量回缩，吸气与呼气时间比约为 1 : 2。

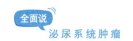

－有效咳嗽：进行 4 次腹式呼吸后，同样方法再深吸一口气后屏气 3～5s，身体前倾，进行 2～3 次短促有力的咳嗽，张口咳出痰液。

● 按医生要求停服抗凝药物，如阿司匹林、利血平等，以防术中及术后出血。

● 肾癌合并肾静脉和（或）下腔静脉瘤栓的患者，不可剧烈活动，尽量避免用力过猛的动作。

❷ 术前 1 天护士会指导或帮助患者做什么

● 皮试：术中及术后会使用抗生素，部分药品需要进行皮试，测试是否有过敏反应。

● 配血：术前 1 天需要抽血进行配型，为输血做好准备。

● 胃肠道准备：根据医护人员要求的时间禁食、禁水。

● 其他准备。

－术前 1 天洗澡，肚脐需清洗干净。

－术前 1 天修剪指甲，男性患者需清理面部胡须；女性患者需清除指甲油，以免影响术后监测血氧饱和度。

－经阴道取手术标本（NOSES）的患者术前需进行阴道冲洗，一般术前 3 天开始，每日 2 次，术晨冲洗 1 次（或遵医嘱）。

◎ 手术当天需要做什么

如果手术是第一台，患者手术当天晨按要求换好衣服，取下假牙及饰品，长发患者整理好头发。如有活动牙齿或其他特殊情况需告知手术室工作人员。

如果不是第一台手术，护士会在术前给患者输液，以补充能量和电解质。

手术期间，患者无意识及疼痛感。

◎ 手术后有什么注意事项

① 生命体征的监测

回病房后，护士会给患者吸氧，连接心电监护，密切观察患者的生命体征，并定时监测体温。

② 输液管理

护士定时巡视，保持输液顺畅。患者在输液期间有任何不适，可随时呼叫护士。

③ 引流管护理

引流管妥善固定，引流袋放置要低于引流出口平面，

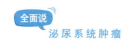
带管期间应注意防止折叠、扭曲；活动时，应先调整管路位置，避免管路脱出。护士严密观察引流液的颜色、性质和量，每天定时倾倒引流液并计量，如有异常及时告知医生处理。

④ 尿管护理

保持尿管通畅；尿袋应低于膀胱水平，尿液需及时倾倒并按医嘱计量；留置尿管期间，需每天清洁尿道口周围区域及导尿管，预防尿路逆行感染；观察尿液的颜色、性质和量，如有异常及时通知医生。

⑤ 伤口护理

观察伤口敷料是否干燥，如有伤口渗血、渗液，及时告知医生。

⑥ 活动指导

• 术后回病房后患者去枕平卧，如因麻醉反应出现恶心呕吐，应将患者头偏向一侧，防止误吸。清醒后可垫枕头。

• 如无异常，鼓励患者早期活动。

– 踝泵运动：患者清醒后，生命体征平稳，下肢可进行踝泵运动：双下肢伸直放松，脚尖缓缓勾起，尽量使脚尖朝向自己，达到最大程度后保持约 5s；使脚尖缓缓向下压，达到最大程度后保持约 5s，然后放松；以脚踝为中心旋转 1 周（约 2s），以上 3 个动作为一组，每次锻炼 5～10min。

– 翻身：如无出血等异常情况，术后 4～6h 后可翻身，之后可根据患者情况约每 2 小时翻身 1 次。

– 如患者情况允许，术后第一天可下床活动（需遵医嘱）。下床方式：即床旁垂腿坐 3min、站立 3min；第一次下地时患者旁边必须有人协助；如头晕严重可暂缓下地活动；站立后如无不适可床旁活动，体力允许后可在室内及走廊内适当活动，逐步增加活动量。

⑦ 疼痛护理

术后镇痛泵可持续微量泵入药物以预防或缓解疼痛。

⑧ 呼吸道管理

患者进行有效咳嗽，如痰液较多、黏稠，可遵医嘱给予雾化吸入。

⑨ 饮食

如无特殊情况，手术患者完全清醒后，无恶心、呕吐，

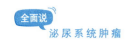
在主管医护人员允许的情况下可以少量进水或流食。避免进食易导致胀气的食物，排气后可正常进食，注意少食多餐、循序渐进。

⑩ 排便

患者大便时切忌过度用力，必要时可遵医嘱给予缓泻剂或润肠剂。

⑪ 肾动脉栓塞化疗术后护理

股动脉穿刺处压迫止血 2h，穿刺侧下肢伸直制动 6h，患者卧床休息 12h；定期检查患者是否出现穿刺处敷料渗血、皮下血肿等情况；如发现足背动脉搏动消失或减弱、皮肤温度下降，应立即报告医生。

◎ 出院后注意事项

① 养成良好的生活习惯

提倡戒烟戒酒，注意休息，劳逸结合。

② 活动

肾部分切除患者术后 3 个月内避免剧烈运动、负重，以防止继发性出血。

③ 饮水

患者需根据肾功能情况，适量饮水。

④ 饮食及排便

营养均衡。多食富含纤维素的水果、蔬菜，保持大便通畅，预防便秘，必要时使用通便药物。

⑤ 洗澡

伤口完全愈合、脱痂后可洗澡。

⑥ 用药

术后需慎用对肾功能有损害的药物，建议在医生指导下用药。

⑦ 复查

遵医嘱定期复查，如出现伤口异常，不明原因的腹痛、发热、血尿等情况请及时就诊。

（杜艳华 编　管考鹏 郝文哲 宋 刚 邢念增 审）

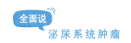

四、肾癌护理和随访：
肾癌非手术治疗护理

肾癌非手术治疗主要包括靶向治疗和免疫治疗等。

◎ 药物不良反应的护理

1 靶向药物不良反应的护理

• 手足综合征：患者宜穿宽松、透气性好的鞋袜；避免长时间站立，防止足部受压；避免接触对皮肤有刺激的洗涤用品；保持皮肤清洁，避免压力或摩擦；清洁手足后可使用含尿素成分的护肤品涂抹；加强皮肤护理，避免继发感染；患者睡觉时可将手足垫高；对疼痛患者，可遵医嘱给予止痛药；如患者感觉脚趾麻木，建议减少外出，活动时避免跌倒。

• 皮疹：患者宜穿着柔软、舒适的棉质内衣，并保持床单元清洁；避免使用过热的水沐浴，沐浴后可涂维生素

E 乳等以保湿；避免抓挠以免皮肤破损继发感染，可给予炉甘石洗剂外用以止痒；必要时遵医嘱局部应用皮质类固醇软膏或抗生素。部分皮疹属于光敏性，在出皮疹期间，要注意防晒。

- 消化道不良反应。

– 恶心、呕吐、食欲减退：可调整用药时间；建议少量多餐；进食高蛋白、高热量、易消化、清淡的食物；严重时可遵医嘱应用止吐药物。

– 口腔黏膜炎：保持口腔清洁，可用含漱液漱口。

– 腹泻：避免食用辛辣刺激食物及奶制品以免加重腹泻；如腹泻次数多，可遵医嘱用药，脱水严重的患者要及时补充水和电解质。

- 心血管不良反应：患者宜低盐清淡饮食；注意休息，保持充足睡眠；密切监测患者的血压变化，遵医嘱应用降压药物。

- 血液学毒性：密切监测血常规，观察患者有无贫血、感染的表现及全身有无出血表现。

- 甲状腺功能减退：使用舒尼替尼治疗的患者需定期复测促甲状腺激素、游离三碘甲状原氨酸等，必要时遵医嘱行激素替代治疗。

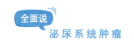
② 免疫治疗药物不良反应的护理

• 发热：注意监测体温，对于发热患者给予物理降温，高热时遵医嘱用药。

• 免疫治疗相关皮肤不良事件。

– 皮疹及瘙痒：发现皮疹，需停止一切可疑的致敏药物；饮食宜清淡；保持皮肤清洁，禁用热水或肥皂清洗；勤剪指甲；穿宽松柔软的棉质衣服；可遵医嘱使用外用药物及抗过敏药物。

– Stevens-Johnson 综合征 / 中毒性表皮坏死松解症：对患者进行保护性隔离，避免感染；保持床单位清洁干燥，及时更换污染、潮湿的衣裤、床单、敷料；遵医嘱使用糖皮质激素、抗生素。

• 免疫介导性结肠炎：清淡饮食，必要时遵医嘱使用止吐或止泻药物对症处理。

• 免疫介导性肝炎：用药过程中注意观察患者皮肤、巩膜是否有黄染，是否有消化道症状，是否有皮肤瘙痒等。做好皮肤护理，进食高热量、高纤维素、低脂、易消化清淡饮食，重症肝损害期严格限制蛋白摄入；可遵医嘱使用护肝药物，必要时停止免疫治疗。

• 免疫介导性内分泌疾病：监测血糖，及时处理高血糖反应，以防发生糖尿病酮症酸中毒；观察患者心率变化，警惕发生甲状腺功能异常；监测患者血压情况，如有异常应及时处理。

- 免疫介导性肺炎：监测患者体温、呼吸、脉搏、血氧饱和度；对于发生免疫相关性肺炎患者，嘱其卧床休息，指导患者深呼吸和有效咳嗽，咳嗽时用手按压患侧，必要时用镇痛药；给予雾化吸入、拍背排痰，持续低流量吸氧，改善缺氧状况；遵医嘱停用相关药物，并使用糖皮质激素。

◎ 肾癌随访

① 随访的目的

检查是否有术后并发症、肾功能恢复情况、是否有肿瘤复发转移等。

② 常规随访内容

- 病史询问。
- 体格检查。
- 实验室检查：尿常规、血常规、尿素氮、肌酐、胱抑素 C、乳酸脱氢酶、肝功能、碱性磷酸酶、血清钙及其他术前检查异常的血生化指标。
- 影像学检查：胸部低剂量 CT 平扫；腹部超声波检

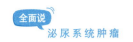

查 /CT/MRI；碱性磷酸酶异常升高和（或）有骨转移症状如骨痛的患者还需要进行骨扫描检查。

3 随访时间

第一次随访可在术后 4～6 周进行。后期可根据肾细胞癌的临床分期安排随访。

- Ⅰ期肾细胞癌 5 年内每 6～12 个月随访 1 次，5 年后每 2 年随访 1 次。对于行射频或冷冻消融患者，随访应该更严密。

- Ⅱ～Ⅲ期肾细胞癌每 3～6 个月进行 1 次，连续 3 年，之后每年 1 次至术后 5 年，5 年后每 2 年随访 1 次。

- Ⅳ期肾细胞癌每 6～16 周随访 1 次，可根据患者一般情况，服用靶向药物时间、剂量、不良反应等适当调整。

- 希佩尔 - 林道病治疗后，应每年行腹部 MRI 检查、中枢神经系统体格检查、血儿茶酚胺测定、眼科检查和听力检查；每 2 年进行中枢神经系统 MRI 检查。

（杜艳华　编　　管考鹏　郝文哲　宋　刚　邢念增　审）

五、阴茎癌和睾丸癌护理和随访

◎ 阴茎癌的护理

阴茎癌治疗方法的选择应根据肿瘤的大小、组织学分期、分级及患者自身意愿来决定。

阴茎癌患者术前需要做哪些准备呢？

积极配合医生做好术前各项检查。术前必须行阴茎肿瘤活检明确病理类型。

通过读书、看报、听音乐、观看自己喜欢的电影及电视剧等方式来放松心情。

体位训练：术前训练患者卧床，以枕头或垫子垫衬腘窝减少过多活动来减少对伤口的牵拉和缝线张力。

会阴部局部可以遵医嘱使用聚维酮碘溶液加生理盐水浸泡 2～3 次以上，每次 5～10min，浸泡后换清洁衣裤，如渗湿也应及时更换。医务人员可能会为您做会阴部的备皮。

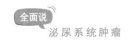

根据医护人员要求的时间禁食、禁水。

术前晚需要保证充足的睡眠，避免紧张焦虑，如有失眠等情况可以告知医护人员。

术晨准备：更换清洁病号服，取下假牙、眼镜、手表等。

阴茎癌患者术后需要注意哪些事情呢？

医务人员会根据患者情况给予氧气吸入，并且进行心电监护。

观察患者伤口处是否有渗血、渗液，切口局部有无疼痛、肿胀等情况的发生。

切忌过度活动及触摸伤口，避免碰撞伤口。用床上支被架，防止被褥压迫阴茎。如发生阴茎水肿，以棉垫托起阴茎并使之固定于中立位。保持局部伤口敷料干燥，避免交叉感染。

术后 6h 可进食少量容易消化的食物，无腹胀可进食普通饮食。可进食富含纤维素饮食，多饮水，保持大便通畅，避免用力排便。

行腹股沟淋巴清扫术患者术后卧床期间，双下肢宜保持屈曲状态，减轻伤口张力，术区需要沙袋加压，减少渗出，注意保持有效吸引，观察记录引流液颜色、性状和量，防止皮下积液。

出院后需要注意哪些事情呢？

饮食：饮食规律，少食多餐，以营养丰富、易消化饮食为主，多饮水。保持排便通畅。

术后 1 个月恢复工作，3 个月内避免性生活、避免重体力劳动及剧烈活动，可适当参加体育活动；避免阅读、观看不健康的书籍及影视。

注意会阴部清洁卫生，勤换内裤，防止逆行性感染。

观察伤口局部情况和腹股沟有无不断增大的淋巴结。

遵从医生的建议，定期复查，出现不适症状时及时随诊。

怎样预防阴茎癌呢？

凡有包茎或包皮过长者，应施行包皮环切手术，注意会阴部卫生，经常翻转包皮清洗包皮垢。

避免生殖器发炎，房事前注意清洗外阴，性生活后及时清洗生殖器。

养成小便前洗手的习惯，防止外部病菌侵入生殖器。

阴茎癌随访：局部复发或腹股沟区域淋巴结转移通常发生在初次治疗后的 2 年内，5 年后所有复发均为局部或新的原发病变。对于 5 年以后的患者，依旧建议定期随访。

随访时间：如果对阴茎肿瘤原发灶采取保留阴茎治疗，建议治疗后前 2 年每 3 个月随访 1 次，第 3～5 年每 6 个月

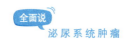

随访 1 次。定期进行自我检查。对采用阴茎部分或全部切除的患者，推荐前 2 年每 3 个月随访 1 次，第 3～5 年每年随访 1 次。

腹股沟淋巴结清扫术后病理未发现肿瘤细胞，建议治疗后前 2 年每 3 个月检查 1 次，第 3～5 年每年检查 1 次。

腹股沟淋巴结清扫术后病理发现了转移淋巴结，建议治疗后前 2 年每 3 个月检查 1 次，第 3～5 年每 6 个月检查 1 次。

随访检查项目主要包括体格检查、腹股沟超声检查、盆腔 CT/MRI，在可疑病例中使用超声或细针抽吸细胞活检，有相关症状时可进行骨扫描检查。

◎ 睾丸癌的护理

确诊恶性肿瘤者需行患侧根治性睾丸切除术。如果体检及影像学检查等均不能明确诊断，可选择行可疑病变穿刺活检或睾丸病变组织切除活检明确病理。对于已经出现转移的患者，触诊、影像学检查及且血清肿瘤标志物升高，临床高度怀疑睾丸癌的患者，也可选择新辅助化疗病情稳定后进行根治性睾丸切除术。

睾丸癌患者术前需要做哪些检查呢？

超声检查：超声检查是睾丸肿瘤的首选检查手段。体格检查较为明确的睾丸肿瘤患者，也推荐行超声检查。

胸部 X 线检查：是基本的影像学检查，也是睾丸肿瘤患者的常规检查之一，可以发现直径 1cm 以上的肺部病灶，对于睾丸肿瘤肺部转移的初步诊断有较大价值。

胸腹部及盆腔增强 CT：是检测肺部、腹膜后、盆腔淋巴结转移病灶的最佳方法。

睾丸 MRI：是睾丸肿瘤最重要的检查手段之一。

血清肿瘤标志物：对于睾丸肿瘤诊断、分期、预后判定及随访均有重要作用。睾丸穿刺活检：极少使用这一检查确诊睾丸肿瘤。不过，对侧睾丸存在原位癌的高度风险时，推荐对侧睾丸行穿刺活检予以明确。

睾丸癌患者术前需要做哪些准备呢？

积极配合医生做好术前各项检查。

通过读书、看报、听音乐、观看自己喜欢的电影及电视剧等方式来放松心情。

家人应给予耐心的劝导和安抚。

日常可以进食高蛋白、高热量、高维生素饮食。

体位训练：术前训练患者卧床，以枕头或垫子垫衬腘窝减少过多活动来减少对伤口的牵拉和缝线张力。

根据医护人员要求的时间禁食、禁水。

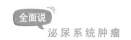

术前晚需要保证充足的睡眠，避免紧张焦虑，如有失眠等情况可以告知医护人员。

术晨准备：更换清洁病号服，取下假牙、眼镜、手表等。

睾丸癌患者术后需要注意哪些事情呢？

医务人员会根据患者情况给予吸氧气，安置心电监护监测血压、脉搏、呼吸及血氧饱和度的情况。

观察患者伤口处是否有渗血、渗液，切口局部有无疼痛、肿胀等情况的发生。

尿管及切口处引流管要保持通畅，每日医务人员将进行尿道口护理两次，发现异常及时通知医务人员。

术后6h后可进少量水，无不适可逐渐恢复至正常饮食。

出院后需要注意哪些事情呢？

饮食规律，少食多餐，以高蛋白、营养丰富、易消化饮食为主。

根据体力，适当活动，劳逸结合，生活规律，保持心情愉快。

注意会阴部清洁卫生，勤换内裤，防止逆行性感染。

遵从医生的建议，定期复查，不适随诊。

睾丸癌随访：所有睾丸癌患者在初次治疗后必须密切随访。

随访时间：术后第一年每 2～3 个月随访 1 次，第 2 年每 3～4 个月随访 1 次，第 3 年每 4～6 个月随访 1 次，第 4～5 年每 6～12 个月随访 1 次。

随访检查项目主要包括体格检查、血清肿瘤标志物、腹部盆腔 CT/MRI。对于合并肺部病变的患者前 2 年需做胸部增强 CT。

（于晓敏　编　　管考鹏　郝文哲　宋　刚　邢念增　审）

相 关 图 书 推 荐

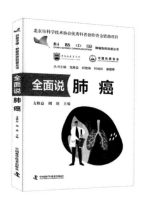

主编　支修益　胡　瑛

定价　48.00 元

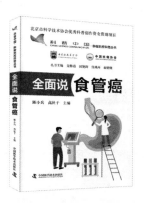

主编　陈小兵　高社干

定价　58.00 元

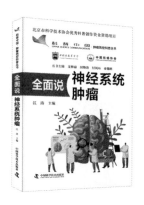

主编　江　涛

定价　48.00 元

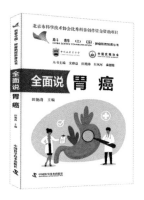

主编　田艳涛

定价　48.00 元

相 关 图 书 推 荐

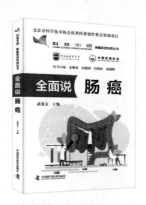

主编　武爱文

定价　48.00 元

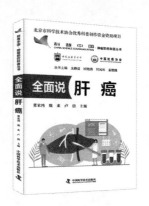

主编　董家鸿　魏来　卢倩

定价　48.00 元

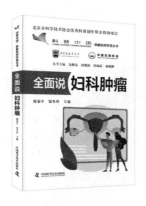

主编　廖秦平　邹冬玲

定价　48.00 元

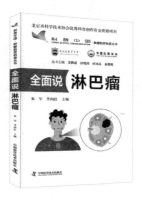

主编　朱军　李向红

定价　48.00 元

相 关 图 书 推 荐

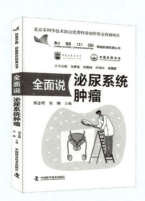

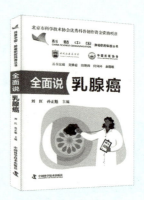

主编 邢念增 宋 刚

定价 48.00 元

主编 刘 红 孙正魁

定价 58.00 元

出版社
官方微信二维码